Leche con galletas

Leche con galletas

Juan Llorca
y Melisa Gómez

VERGARA

Papel certificado por el Forest Stewardship Council®

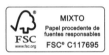

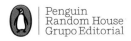

Primera edición: marzo de 2021

Printed in Spain – Impreso en España

ISBN: 978-84-18045-28-8
Depósito legal: B-20.625-2020

Diseño de la cubierta: Anna Puig
Ilustración y lettering de la cubierta: Chelen Ecija
Fotografías de la cubierta: Zeus Cobo Mellado (FOKO Fotografía)

Compuesto en M. I. Maquetación, S. L.

Impreso en Gráficas 94, S. L.
Sant Quirze del Vallès (Barcelona)

VE45288

ÍNDICE

Algo dulce

A Saturnina, Aurelia y Manolo,
por ser hogar, ejemplo y cariño
y llenar mi infancia de bonitos recuerdos
que siempre llevaré conmigo.
Gracias por tanto

MELISA GÓMEZ

Lolo, yaya, tito y tita.
Me llenasteis la infancia de chucherías,
chocolates y magdalenas. Pero lo que más rico estaba,
y más le gustaba a ese niño regordete,
era vuestro amor y simplemente estar con vosotros.
Fuisteis parte de mi infancia y mi futuro. Os quiero

JUAN LLORCA

INSTAURAR HÁBITOS SALUDABLES

Los abuelos, además de mantener una relación especial con los nietos y disfrutar con ellos numerosos momentos y numerosas comidas, se han convertido en un pieza clave para la conciliación en muchos hogares. Por ello, cada vez existe mayor preocupación por parte de madres y padres acerca de la calidad de esas comidas.

Más allá de un helado el fin de semana, los abuelos y sus nietos comparten hoy en día muchas más comidas y los primeros suelen ser indulgentes con los dulces o con ciertos productos no muy saludables. Esto en ocasiones puede dar pie a que, cuando los peques vuelven a casa y los padres les ofrecen para merendar alimentos más sanos, como fruta, no los quieren porque prefieren otra opción (yogures de sabores, galletas o bocadillos). ¿Qué podemos hacer ante esta situación? ¿Hay alguna manera de unir esfuerzos y fomentar juntos, abuelos y progenitores, los hábitos saludables que nos gustaría que los niños tuviesen cuando sean adultos?

Es común que las familias acudan a mi consulta en busca de consejos para trasladar a los abuelos y abuelas los conocimientos y la importancia de una buena alimentación desde los primeros meses de vida; buscan seguridad, ya que cuando los que hoy somos padres nos enfrentamos al inicio de la alimentación complementaria de nuestros hijos, e incluso un poco antes, con la lactancia, lo hacemos con mayor acceso a la información que el que ellos tuvieron, y conocemos prácticas efectivas que pueden ser de ayuda para establecer buenos hábitos o, por el contrario, obstaculizar su consolidación. Quieren dejar claro a los abuelos y abuelas el enorme agradecimiento que sienten hacia ellos por el cuidado y cariño que dan a sus nietos, pero consideran fundamental que les comprendan y apoyen para que los hábitos que desean instaurar se moldeen en familia.

En los capítulos siguientes abordaremos este tema. Rescataremos las mejores prácticas y reconoceremos los espacios de mejora de cada rol (abuelos-padres), de modo que podamos disfrutar más de lo que nos une, que es ver crecer a nuestros hijos y nietos sanos y felices.

1. ABUELOS, PIEZA CLAVE DENTRO DE LA FAMILIA

Desde el inicio de los tiempos, los abuelos han colaborado en la crianza de sus nietos. Madres y padres han acudido a ellos en busca de apoyo para llevar a cabo tareas como el cuidado y la alimentación de los más pequeños, y son numerosos los beneficios que todos reciben al pasar tiempo juntos.

Dice un proverbio africano que se necesita una tribu para criar a un niño, y es que tener abuelos que nos transmitan sus experiencias y conocimientos, consientan nuestros hijos y les muestren que hay otras formas de abordar las situaciones del día a día es muy enriquecedor para cultivar en ellos, y en nosotros, la flexibilidad.

Actualmente, en muchos lugares del mundo los abuelos son una pieza fundamental para lograr la llamada conciliación familiar, laboral y personal. En España, una de cada cinco familias (datos del INE) cuenta con los abuelos para distribuir las horas del cuidado de los niños; en muchos casos abuelos y nietos llegan a compartir un promedio de siete horas diarias,[1] situación que, sin juzgar a las familias que quieren hacerlo de este modo, resulta poco aconsejable para aquellas que se ven forzadas a ello debido a las jornadas poco flexibles y a la falta de políticas que faciliten o hagan posible la conciliación.

Respecto a la conciliación familiar, ¿cómo puede abordarse este rol de abuelos cuidadores? La Academia Americana de Pediatría (AAP) expone que los abuelos no son simplemente otros cuidadores (como podría serlo una niñera), sino que desempeñan un rol único e importante que da continuidad a las tres generaciones. Además, aconseja a los abuelos que:

- Disfruten de este rol irremplazable: hacerse presente en la vida de sus nietos será muy valioso.
- Saquen el máximo partido de esos días especiales que comparten y, si se encuentran disponibles, se ofrezcan para cuidar a los nietos regularmente.
- Compartan cuentos e historias con sus nietos.

---

(1) Badenes, Nuria, López, Maria Teresa *et al.*, *Análisis de datos en la investigación social de la familia* (informe técnico), Universidad Complutense de Madrid, 2008.

Resulta innegable que los abuelos pueden tener un rol protagónico en nuestra vida y en la de nuestros niños y es muy recomendable para todos los implicados que exista un diálogo fluido y compartir la visión de crianza o, al menos, consensuar el establecimiento de ciertos límites que nos permitan disfrutar del tiempo compartido. Es igualmente aconsejable transmitir a los abuelos todos los cambios que se han producido en los últimos años respecto a la alimentación infantil y la importancia de tenerlos en cuenta para promover un crecimiento y desarrollo saludables.

Sabemos que cada casa es un mundo y existen tantos modelos familiares como familias hay; en las páginas siguientes veremos los distintos estilos y enfoques más frecuentes de la relación abuelo-nieto, de modo que sirvan de base al valorar su influencia sobre el comportamiento alimentario de los más pequeños y se pueda comprender que, aunque nuestros abordajes como padres o abuelos puedan ser distintos, todos perseguimos los mismos objetivos.

ABUELOS Y ESTILOS DE CRIANZA

En la década de los años sesenta del siglo pasado, Bernice Neugarten y Karol Weinstein entrevistaron a un grupo de abuelas y abuelos de clase media e identificaron cinco estilos diferentes de ejercer este rol:

- **Abuelos cuidadores:** Asumen responsabilidades y cuidados. Se trata de un estilo bastante común debido al creciente número de familias separadas o en las que ambos progenitores trabajan fuera de casa.
- **Abuelos buscadores de diversión:** Poseen un estilo relajado y no autoritario. Estos abuelos contemplan el contacto con sus nietos como actividades de ocio.
- **Abuelos que sirven como reserva de sabiduría familiar:** Ofrecen información sobre la historia de la familia.
- **Abuelos formales:** Poseen un comportamiento rígido y tradicional. Están interesados en sus nietos, cuidan de ellos con mucha frecuencia y muestran control y autoridad en ausencia de los padres.
- **Abuelos distantes:** El contacto con sus nietos se produce con poca frecuencia.

Más recientemente, en 2004, Robert Atchley y Amanda Barusch identificaron algunas de las funciones que tienen los abuelos en la vida de sus nietos:

- **Apoyo emocional:** El simple acto de estar presentes resulta un apoyo tanto para hijos como para nietos y les brinda una mayor sensación de seguridad, continuidad y preservación de la familia.

- **Mantener viva la historia:** Los abuelos suelen pasar a los nietos sus tradiciones, conocimientos e historias, y les ayudan a comprender el camino que ha seguido la familia desde el pasado hasta la actualidad.

- **Apoyo fiable:** Los abuelos pueden intervenir ante la aparición de cualquier crisis (separaciones, enfermedades, discusiones, malentendidos...) y ofrecer asistencia a hijos y nietos (cuidado de los niños, de la casa, transporte...), además de lo más importante: amor, un hombro sobre el cual llorar y su presencia atenta.

- **Resolución de conflictos:** Los abuelos en ocasiones actúan como árbitros y mediadores en las discusiones entre hijos y nietos.

- **Fuente de valores:** El tiempo que los niños pasan con sus abuelos desempeña un papel muy importante en la creación de su identidad, sus valores, creencias e ideales.

Estas funciones representan grandes beneficios que impulsan a promover y facilitar la preservación de este vínculo.

Con todo lo anterior en mente, construiremos una clasificación propia de abuelos actuales, partiendo del enfoque común de que se trata de abuelos que están presentes y ejercen de acompañantes, pero que pueden ser más formales (*old-school* o de la vieja escuela) o combinar características de cuidadores con los que buscan diversión (los más modernos) y extrapolaremos ambos perfiles a temas de nutrición de actualidad, de modo que podamos fijar las posturas que nos resultan más convenientes como familia (incluso si en algunos temas, como padres o abuelos, queremos seguir una línea más de la vieja escuela y en otros más moderna, hay muchas maneras de hacerlo adecuadamente).

ABUELOS MODERNOS VS. ABUELOS DE LA VIEJA ESCUELA

Dice la AAP que los abuelos deben comprender que «los tiempos han cambiado» y que, aunque el amor y cuidado han de ser ingredientes atemporales para apoyar el crecimiento del niño, es importante educarse en los nuevos descubrimientos científicos hechos desde que los abuelos criaron a sus hijos y conversar con ellos para conocer la información que manejan sobre distintos temas de interés relacionados con la crianza de los nietos.

La medicina ha evolucionado en muchos aspectos; se sigue aprendiendo y cambian las recomendaciones respecto a algunos temas, como la seguridad al dormir —se aconseja ahora acostar al bebé mirando hacia arriba en lugar de hacerlo de lado y boca abajo como antes—, los medicamentos aptos para tratar ciertas dolencias y las prácticas que deben evitarse. Y la alimentación no es una excepción.

Añaden que «aprender cosas nuevas nos mantendrá jóvenes», por lo que hemos querido resumir en el siguiente cuadro los aspectos que más han cambiado desde el punto de vista alimentario y de este modo dar pie a que padres y abuelos conversen sobre estos puntos para dejar claras las preferencias de cada familia.

La siguiente clasificación no busca en ningún momento juzgar las actitudes o comportamientos de cada grupo, solo quiere acercar algunas prácticas de hace décadas a las recomendaciones actuales, y se trata con cierto toque de humor que esperamos pueda tomarse como tal para diferenciar ambos enfoques.

ABUELOS MODERNOS	ABUELOS DE LA VIEJA ESCUELA
Comprenden que, a medida que la ciencia avanza, se descubren nuevos datos que pueden ser de apoyo para la crianza y están abiertos a probar nuevas maneras de hacer las cosas o, aunque no estén del todo convencidos, prevalece el apoyo a los hijos y sus modelos de crianza.	Creen que lo pasado es mejor y que no es necesario cambiar nada; que ahora se inventan muchas cosas para abordar lo que resultaría más sencillo si se hiciera lo que siempre se ha hecho.

ABUELOS MODERNOS	ABUELOS DE LA VIEJA ESCUELA
Saben que, con el paso de los años, se han descubierto múltiples beneficios de ofrecer leche materna y estarán allí para apoyar el proceso. Saben que las crisis de lactancia son pasajeras y animan a la madre que quiera continuar, ayudándola a confiar en sus capacidades o a consultar una consejera de lactancia en caso de que haya obstáculos. Saben que la lactancia brinda también seguridad y confort al bebé, que la leche nunca se vuelve agua o menos nutritiva y que ha de durar lo que la madre y el bebé decidan. De igual manera apoyan a los padres que en su momento opten por la lactancia artificial.	Creen que la leche materna es una opción igual de buena que la de fórmula, pero ante la primera crisis de lactancia aconsejan a las madres dar biberón. Utilizan frases como «creo que se queda con hambre», «creo que tu leche no le alimenta» o «tal vez no produces lo suficiente». Comparten historias de todas las mujeres de la familia que «no produjeron leche suficiente» y consideran que no hay que esforzarse tanto por la lactancia, puesto que «tú creciste con fórmula y mira qué bien estás». Emplean frases como «te utiliza de chupete» o «ya está muy mayor para la lactancia», entre otras.
Saben que es importante esperar hasta que el bebé muestre señales de estar preparado (sostiene su tronco con facilidad, coordina la vista con la mano y la boca, va perdiendo el reflejo de extrusión, muestra interés…). Prefieren la fruta entera o triturada a los zumos. Saben esperar hasta el inicio de la alimentación complementaria para ofrecer alimentos a través del BLW (*baby-led weaning* o destete dirigido por el bebé) o con cuchara en la silla del bebé y permitirle ser el protagonista del momento.	Consideran que a los 4 meses los bebés estarán listos para tomar zumo o comer triturados con cuchara, reclinados en su silla.

ABUELOS MODERNOS	ABUELOS DE LA VIEJA ESCUELA
Saben que los bebés comerán a demanda con todo lo que ello implica: algunos días podrán comer cada 45 minutos y la cantidad que ellos decidan.	Los bebés han de comer cada 3 horas aproximadamente y 15 minutos de cada pecho, o unos 90 ml (por decir una cantidad) por biberón.
Saben que cada niño comerá según sus señales de hambre y saciedad, la cantidad que decida de lo que se ofrece.	Consideran que el bebé tiene que terminarse una taza, tres cucharadas o la cantidad servida.
Saben que a partir de los 6 meses ya pueden probar casi todos los alimentos.	Creen que es necesario esperar hasta los 9-10 meses para probar el huevo, las legumbres o frutas como fresas, kiwi, melocotón...
Saben que los niños pueden presentar neofobia alimentaria (rechazo por alimentos nuevos) y pasar por fases de preferencias o rechazos y que, como a los adultos, habrá alimentos que no les gusten y alimentos que les encanten.	Piensan que los niños más selectivos están malcriados o utilizan etiquetas como «malcomedores», y creen que deben comer de todo.
Saben que los biberones solo sirven para la leche de fórmula y que los cereales se les dan con cuchara.	Creen que los biberones con cereales pueden ayudar al niño a dormir.
Saben que lo mejor es ofrecer a los niños alimentos saludables, aunque en ocasiones se comparta algún dulce o preparación especial.	Creen que los niños deben comer productos para niños.

ABUELOS MODERNOS	ABUELOS DE LA VIEJA ESCUELA
Comprenden que por comer un dulce no pasa nada, pero que en general la alimentación debe ser saludable.	Creen que no pasa nada por comer azúcares a diario.
Comprenden que la fruta es la mejor merienda posible y pueden ofrecerles raciones de fruta suficientes para que no necesiten nada más en esta comida.	Creen que la mejor merienda es un bocadillo y que la fruta por sí sola no alimenta.
Saben que todos los alimentos (a excepción de la leche materna) pueden sustituirse por otros que, con el consejo adecuado, pueden asegurar una dieta saludable.	Creen que hay alimentos imprescindibles como la leche o la carne.
Han descubierto que las legumbres pueden comerse en cualquier comida sin problema o que, si algún miembro de la familia no las tolera bien, pueden aplicarse técnicas culinarias (como el triturado) para facilitar su digestión. Las legumbres son parte importante de una dieta saludable, por lo que deben priorizarse a otras opciones alimentarias.	Creen que las legumbres para cenar son indigestas.
Comprenden que la ciencia avanza y que lo que hoy conocemos como verdad mañana podría dejar de serlo. Están listos para poner en práctica el mejor consejo del que disponemos hoy, pero también para adaptarse si este consejo cambiase mañana.	Consideran que se disponía ya de suficiente información y que no es necesario leer más sobre ciertos temas como la alimentación, que es algo que se lleva a cabo a diario.

NOTA: *Se ampliarán más los cambios experimentados en el campo de la nutrición en la infancia en el capítulo «Formando equipo con los padres».*

Una vez vistos estos perfiles, nos adentraremos en cómo pueden incidir en los hábitos alimentarios futuros y qué podemos hacer como padres o como abuelos para tener una influencia positiva en las próximas generaciones.

2. ¿POR QUÉ ES IMPORTANTE COMPARTIR LA MANERA DE ENTENDER LA ALIMENTACIÓN?

Escribo estas líneas como nieta que creció viendo distintas maneras de alimentarse en casa de sus abuelos; como hija que comprende que mi mamá o mi suegra quisieran aprovechar los momentos con su nieta para consentirla y que, en nuestra cultura, la comida suele utilizarse con esta finalidad, y como madre que practica una alimentación saludable para que mi hija aprenda de esta manera de comer y que esto pueda protegerla de enfermedades en el futuro. Pero más allá de todo esto, escribo también como nutricionista infantil que ha presenciado en la consulta de forma recurrente, especialmente con padres con niños menores de 3 años, la preocupación por cómo abordar la alimentación saludable en familia (en la que, por supuesto, incluyo a los abuelos) o cómo trabajar todos juntos para lograr que los niños coman de forma saludable, que disfruten de los alimentos beneficiosos, que se fomente una relación sana con la comida y que se respete su apetito, entre muchos otros temas.

En cada vez más ocasiones, las abuelas o abuelos que comparten varias comidas semanales con los nietos acuden a la consulta. Debo decir, con la certeza de que muchos compañeros se sentirán como yo, que nos encanta cuando esto ocurre, porque nos acerca un paso más a fomentar como familia los hábitos que queremos instaurar en futuras generaciones.

Es cierto que mucho ha cambiado desde que los que hoy somos padres crecimos, y también es cierto que, si las comidas con los abuelos sucedieran solo de forma ocasional (por ejemplo una vez al mes), posiblemente no resultaría necesario consensuar todos los aspectos relacionados con la alimentación de los niños. En ese caso, se comentaría si hay algún alimento que aún no resulta apto para su edad o si existe alguna alergia o intolerancia, pero si no viniesen al caso estos temas y los abuelos quisieran compartir un bizcocho o un helado con sus nietos, lo consideraríamos como un momento especial que seguro que los nietos atesorarán en su memoria.

Antes de nacer mi hija, mi suegra me comentó en alguna ocasión que seguramente no podría compartir muchas de las preparaciones que le gustaría con su nieta, puesto que al ser yo nutricionista no lo vería con buenos ojos. Pero, al contrario de lo que, como ella, muchos podrían pensar, entiendo que en el contexto de una alimentación saludable en casa, el compartir una preparación considerada como «menos saludable» con sus abuelos no afectará al estado nutricional de mi hija, mientras que sí le dejará un bonito recuerdo, como los numerosos recuerdos de mis tardes horneando con mis abuelas, prendiendo la lucecita del horno para comprobar si las magdalenas estaban casi listas o pinchando el bizcocho con un palito para ver si podríamos comerlo pronto.

Pero, claro, no es ni será lo mismo un helado o un bizcocho un sábado al mes con los abuelos que cada tarde, y es que la frecuencia con la que comparten comidas tiene un papel crucial y debe relacionarse directamente con la calidad de las mismas. Por ejemplo, si en casa se esfuerzan por diseñar un menú adecuado, por promover el consumo de frutas y limitar el de bebidas azucaradas, un zumo de frutas a la semana seguramente no lo pondrá en riesgo, pero un zumo diario bastará para que prefieran tomar zumos a comer fruta entera y rechacen las frutas en casa. Esto hará difícil para los padres el mantenimiento de los buenos hábitos y les hará sentir que el esfuerzo por crearlos ha sido en vano.

Ante esta situación es importante que se generen espacios de comunicación en los que los padres puedan expresar sus preocupaciones y, al hacerlo, será de utilidad evitar juicios y ser lo más claros posible sin dejar de destacar lo mucho que aprecian que compartan tiempo con sus nietos, pero que les gustaría, si es posible, modificar alguna práctica relacionada con la alimentación. También debemos estar abiertos a comprometernos con algunos de sus deseos si es importante para ellos (por ejemplo, una cena o comida especial).

En nuestra cultura el amor y la comida suelen ir de la mano y, aunque pueda percibirse como algo poco recomendable si solo lo asociamos a la oferta de dulces o productos azucarados, podremos utilizar este mismo argumento de expresar amor a través de la comida para animar a los abuelos a ofrecer frutas de otras maneras o ayudarnos a mejorar la alimentación en aquello que nos cueste un poco más.

Seguiremos descubriendo cómo los abuelos pueden incidir en el comportamiento alimentario de los peques en las siguientes páginas y más adelante veremos qué podemos hacer todos juntos para sacar el mejor partido a comer con nuestros niños.

INFLUENCIA DE LOS ABUELOS EN EL COMPORTAMIENTO ALIMENTARIO

Hemos comentado previamente que los abuelos que comparten momentos con sus nietos y les apoyan a lo largo de su infancia pueden influir en sus decisiones futuras, sus valores y su visión del mundo.

Thomas E. Denham y Craig W. Smith dividieron estas influencias en tres grandes grupos: indirecta, que es aquella que afecta a los nietos a través de los padres (por ejemplo, si los abuelos apoyan económicamente a los padres o atraviesan una situación que pueda generar estrés en ellos, los nietos vivirán las consecuencias igualmente); directa, derivada de la interacción cara a cara entre abuelos y nietos (por ejemplo, si ven la televisión juntos, si les dan consejos, les enseñan algún juego o incluso si les riñen o reprochan algo), y simbólica, que es la que afecta a los nietos solo por estar presentes, sin llevar a cabo una acción concreta.

De los tres tipos de influencia, la que parece desempeñar un mayor papel es la simbólica; a pesar de que parezca que los abuelos están en un plano secundario la mayor parte del tiempo, serán el pilar de la familia extendida, y de ahí la importancia de saber que pueden apoyarnos en caso de necesitarlo. Además, se ha observado que su mera presencia resulta de gran valor para el desarrollo conductual y psicológico de los niños.

Pero ¿cómo afecta todo esto la conducta alimentaria de los pequeños?

Comenzaremos por definir la conducta alimentaria como el conjunto de acciones que establecen la relación del ser humano con los alimentos, y añadiremos a esta definición que los comportamientos frente a la alimentación se adquieren a través de la experiencia directa con la comida en el entorno familiar y social, por la imitación de modelos, la disponibilidad de alimentos, el estatus social, los simbolismos afectivos y las tradiciones culturales.

Con esto presente, tendremos claro que los abuelos desempeñan un papel importante, incluso en los tres niveles de influencia:

- **Indirecta:** Todo lo que hayan trasladado a los padres acerca de los alimentos, cómo comerlos, cómo combinarlos, cómo establecer relaciones con la alimentación (restricciones, control, disfrute, abuso...) puede afectar de forma indirecta a los nietos. Es imposible intervenir sobre lo que ha ocurrido previamente, pero sí se puede tenerlo en cuenta para modificar mensajes poco saludables que puedan generar estrés en los padres.

- **Directa:** Con los mensajes que comparten con sus nietos en torno a las comidas; si utilizan alimentos como premio o castigo, si los involucran en actividades en la cocina, si van juntos al mercado…

- **De forma simbólica:** Con el ejemplo que dan cuando los nietos los ven relacionarse con los alimentos y cuando se fijan en las elecciones que hacen…

Como ocurre con los padres, el ejemplo suele tener mayor peso para el comportamiento alimentario futuro que los mensajes que puedan darse en torno a los alimentos.

De nada, o de muy poco, servirá decir «las verduras son buenas» o «si te comes las verduras crecerás muy fuerte» si luego ven en el plato de los abuelos o de los padres un filete con patatas. Tendremos que ser consecuentes con lo que queremos alcanzar y, según se refleja en los estudios realizados sobre estos temas, cuanto menos se resalten las características positivas de los alimentos y se confíe solo en el hecho de compartirlos en familia mientras hablamos de cómo ha ido el día o de lo que nos apetezca, si priorizamos el buen ambiente a la hora de comer, más oportunidad tendremos de que en el futuro los niños quieran tener una dieta variada que incluya las verduras.

Antes de revisar lo que dicen los estudios sobre la relación entre los abuelos y el comportamiento alimentario de los niños, es aconsejable que revisemos (padres y abuelos) cuáles son nuestras ideas respecto a los alimentos: ¿Existen alimentos buenos y malos? ¿O solo se trata de comida que según el momento o entorno podrán tener más o menos cabida? ¿Qué opinión tenemos sobre probar nuevos alimentos o recetas? Hablar sobre ello nos ayudará a poner ideas en común.

¿QUÉ DICEN LOS ESTUDIOS SOBRE LA RELACIÓN ENTRE LAS COMIDAS CON LOS ABUELOS Y EL COMPORTAMIENTO ALIMENTARIO FUTURO?

En los últimos años ha existido un creciente interés por estudiar el vínculo abuelo-nieto para determinar su influencia sobre el comportamiento alimentario y, aunque aún se necesitan más estudios que expliquen cómo llevar a cabo intervenciones que resulten positivas para todos, resumiremos las principales conclusiones derivadas de los estudios realizados hasta el momento.

En el pasado y en sociedades tradicionales, la presencia de las abuelas se asociaba positivamente al estado nutricional de sus nietos y al aumento de sus posibilidades de sobrevivir. Sin embargo, a medida que estas sociedades han evolucionado, esta intervención en ocasiones se ha asociado con mayor riesgo de presentar sobrepeso infantil[1]; el cómo y porqué esto ocurre sigue siendo motivo de estudio.

Una de las razones por las cuales se ha relacionado el cuidado de las abuelas con el aumento del sobrepeso infantil podría ser la influencia que tienen sobre las conductas relacionadas con la lactancia y con el inicio de la alimentación complementaria, ya que se sugiere que la falta de apoyo a la lactancia tendría una influencia negativa en la posibilidad de iniciar y mantener dicha lactancia en el tiempo y, por el contrario, la promoción de este acto incrementa de manera significativa la probabilidad de instaurarla y llevarla a cabo de manera exitosa.

Además, al inicio de la alimentación complementaria, algunas madres han reportado sentirse presionadas por las abuelas para empezar antes de los 6 meses a pesar de que la introducción temprana de los alimentos (3, 4, 5 meses) distintos de la leche materna o fórmula se ha relacionado con trayectorias más elevadas de ganancia de peso. Esta influencia se ha notado también al ofrecer nuevos alimentos, tanto en los alimentos que proporcionan los padres como en la manera de presentarlos.[1]

Otra de las razones es que el ambiente (si es tenso, relajado…) y la relación que se establece entre padres y abuelos puede afectar a los niños. En los casos en los que los abuelos ofrecen a los padres mayor apoyo, se nota una mayor promoción de hábitos saludables y una reducción de prácticas asociadas al sobrepeso infantil como control excesivo o indulgencia.

En una revisión sistemática realizada sobre la influencia de los abuelos en la creación de los hábitos futuros, se alcanzaron las siguientes conclusiones:

- Hay abuelos que se sienten presionados a ofrecer productos azucarados o ricos en grasa debido a la publicidad. Les gustaría contar con más herramientas de apoyo y de educación alimentaria.
- Algunos abuelos participan con sus nietos en la ruptura de algunas reglas establecidas por los padres respecto a la alimentación, mientras que otros las respetan.

- En el caso de abuelos más permisivos, hay roces con los padres, que se sienten desautorizados.

- Padres que mostraron el deseo de evitar conflictos con los abuelos por este tema.

- Algunos padres se sentían frustrados porque los abuelos ofrecían alimentos azucarados y poco saludables a sus peques.

- Abuelos que desautorizan y menosprecian los esfuerzos de los padres por hacer cambios. Padres que quieren más apoyo. Niños que reciben dulces con mucha frecuencia y necesidad de brindar educación alimentaria a los abuelos.

- Padres que perciben que los abuelos ofrecen elevadas cantidades de azúcares, mientras que los abuelos consideran que ofrecen alimentación equilibrada a través de las comidas.

- La sobrealimentación y la presión para comer son señales interpretadas como cuidado y realización de un buen trabajo. Uso de la comida como herramienta de control emocional.

- Hay abuelos con prácticas alimentarias inadecuadas como restringir u ofrecer alimentos para controlar las emociones, pero también proveen un ambiente saludable para las comidas.

Los padres, en la mayoría de los estudios, dijeron sentirse frustrados y desautorizados y describieron estas prácticas como «malcriar» a los nietos. La necesidad de contar con los abuelos como apoyo en el cuidado de los niños usualmente prevalece frente al deseo de los padres de cambiar ciertas prácticas, a pesar de que los progenitores refieren su deseo de ofrecer alimentos más saludables y cambiar ciertas prácticas relacionadas con la comida, como la regla de dejar limpio el plato y la percepción de que la delgadez es motivo de preocupación.

También se describieron relaciones beneficiosas a través de la transmisión intergeneracional de habilidades y prácticas culinarias y casos en los que las abuelas tenían en consideración los deseos de los padres de alimentar de forma más saludable a sus hijos. Se identificaron cuatro roles relacionados con la dieta de los nietos:

1. Comprar, preparar y cocinar alimentos.
2. Sobrealimentación o prácticas poco recomendables.
3. Alimentos como mecanismo de control/forma de expresar amor.
4. Promover opciones saludables.

La preparación de comidas con ingredientes frescos es percibida como positiva. Pero este beneficio puede verse reducido si se llevan a cabo prácticas como la sobrealimentación o la oferta de alimentos superfluos.

De manera errónea, la sobrealimentación puede ser percibida por muchos abuelos como una forma de cuidar y nutrir a sus nietos, y generalmente pueden asociar el sobrepeso con salud en respuesta a las hambrunas que pudieron vivir en su infancia y a la falta de orientación sobre alimentación saludable en niños.

En relación con el aspecto anterior, utilizar la comida para demostrar amor es algo a lo que han recurrido los abuelos con frecuencia. También como medio para controlar el comportamiento de los niños y como premio por sus logros. En un estudio incluso se relacionó con el deseo de los abuelos de ser más queridos por sus nietos. En ningún estudio se mencionan estrategias para reducir la tensión entre padres y abuelos. En dos, los abuelos lograron una mejor alimentación a través del humor y de la inclusión de los nietos en la preparación de las comidas.

Finalmente, se estudió el impacto sobre la actividad física, el sedentarismo y el tiempo frente a las pantallas, pero no se establecieron conclusiones acerca de esta relación. Algunos abuelos limitaron el tiempo de acceso a las pantallas, mientras que otros permitieron el mismo tiempo que se les permite en casa. La gran mayoría apoyó la práctica de actividad física por parte de los niños y facilitó el acceso a lugares donde podían realizarla.

Aunque los conocimientos sobre nutrición no siempre se traduzcan en comportamientos alimentarios deseables, estos son necesarios para planificar una dieta adecuada. Diversas investigaciones[1,2,3,4] han relacionado un mayor consumo de frutas y vegetales en niños cuyas

---

(1) Freeland-Graves, J.H., Jacobvitz, D.V., Sachdev, P., «Role of Grandparents in Childhood Obesity during First Two Years of Life», *Journal of Nutrition Health and Food Science* 6(5):1-11. Disponible en: https://symbiosisonlinepublishing.com/nutritionalhealth-foodscience/nutritionalhealth-foodscience141.php

(2) Chambers, S.A., Rowa Dewar, N., Radley, A., Dobbie, F., «A systematic review of grandparents' influence on grandchildren's cancer risk factors (UK)», *PLoS ONE* [revista en internet]. 2017; 12(11): e0185420. Disponible en: https://journals.plos.org/plosone/article/file?id=10.1371/journal.pone.0185420&type=printable

(3) Roberts, M. y Pettigrew, S., «The Influence of Grandparents on Children's Diets (Australia)», *Journal of research for consumers* [revista en internet]. 18: 8. Disponible en: http://jrconsumers.com/Consumer_Articles/issue_18/Roberts_and_Pettigrew_consumer.pdf

(4) Jongenelis, M.I., Talati, Z., Morley, B., Pratt, L.S., «Lain S Pratt. The role of grandparents as providers of food to their grandchildren

madres disponían de más información acerca de nutrición o cuyos abuelos habían participado en programas de promoción de alimentación saludable y actividad física.

A pesar de esto, las creencias personales podrían determinar si estos conocimientos se trasladan a acciones concretas o no. Se deberían realizar más estudios respecto a estos temas que además ofreciesen consejo sobre cómo mejorar la comunicación entre padres y abuelos y sobre las acciones concretas que podrían llevarse a cabo para que los abuelos sean agentes promotores de buenos hábitos alimentarios y de salud.[5]

Por todo lo comentado, valdrá la pena seguir investigando la influencia de los abuelos en el establecimiento de las conductas alimentarias futuras, y cabe tener en cuenta que el nacimiento de un bebé da a los abuelos la oportunidad de reconectar con sus hijos adultos, quienes normalmente buscan apoyo en sus padres.

Los abuelos representarán una de las variables que podrán influenciar la salud futura y será importante reconocer los beneficios del tiempo compartido entre abuelos y nietos, como el acompañamiento en los momentos en los que los padres no pueden estar presentes, lo que favorecerá su bienestar social y emocional. Por eso es aconsejable ampliar las intervenciones dirigidas a promover la salud de los niños para incluir a los abuelos, además de los padres.

(Australia)», *Appetite* [revista en internet]. [Acceso junio de 2020]; 134:78-85. Disponible en: https://www.sciencedirect.com/science/article/pii/S019566631831287X
(5) Chambers, S.A., Rowa Dewar, N., Radley, A., Dobbie, F., *op. cit.*

3. ALIMENTACIÓN EMOCIONAL

Cada día cobra mayor relevancia el vínculo que establecemos con la comida y que empieza desde muy temprana edad, cuando, siendo bebés, buscamos consuelo en el pecho de nuestras madres, recurrimos a él cuando sentimos miedo, dolor, angustia, sueño y muchas sensaciones más.

Esto nos muestra que la alimentación emocional existe y que debemos tenerla en cuenta para acompañar a nuestros hijos en el camino de una alimentación saludable.

La alimentación emocional puede definirse como «aquella forma de ingesta que se dirige a modular la experiencia misma de malestar emocional», y esto guarda una gran relación con el tema de este libro, ya que las experiencias alimentarias de nuestros primeros años predisponen a un mayor uso de la comida como recurso, y favorecen que al ser adultos recurramos a la comida para calmarnos, distraernos, etc., y, además, asociemos prácticas poco recomendables a las comidas como la de «terminarse todo lo que hay en el plato», dejando de lado la señal de «ya fue suficiente» que nos había enviado nuestro cerebro cinco bocados antes. Aunque no lo parezca, todo está conectado y resulta especialmente importante fijarse en la primera infancia (0-3 años) para identificar muchas conductas que es recomendable evitar, de modo que preservemos esta relación tan valiosa que establece el niño con la comida desde sus primeros meses.

El comer emocional siempre existirá, pero será nuestra intervención la que determinará si se mantiene conectado a las necesidades propias del niño o se moldea a los deseos de padres y abuelos, desconectándole de las propias y creando una relación poco aconsejable con los alimentos que tendrá que repensarse y trabajarse en un futuro de forma que no se convierta en un mayor problema en su vida adulta.

Los abuelos suelen ser grandes promotores del comer emocional y, como vimos en el capítulo anterior, puede que animen a los nietos a comer más de lo que les pide su apetito y que utilicen las comidas para regular sus emociones. Más allá de juzgar esto, lo que se pretende en este libro es reflexionar juntos acerca de algunos mensajes que aún hoy se repiten en torno a las mesas familiares, de modo que podamos buscar alternativas para evitarlos y mejorar la relación que las futuras generaciones tendrán con las comidas.

Así, recogemos a continuación algunos mensajes que deberíamos evitar usar en relación a las comidas:

- Termínate todo lo que está en el plato.

- Un bocadito más, anda; por la abuela/abuelo/tíos/padres, etc.

- ¿Cómo vas a comer solo eso? No has comido nada.

- Si no te comes la comida/las verduras (o el alimento que sea), luego no habrá postre/ parque/etc.

- No te puedes ir a la cama sin cenar, al menos come/toma ____.

- Si te portas bien, luego te doy una chuche/galleta/zumo.

- Muy bien, te lo has comido todo.

En esta línea existen muchas otras frases, pero se entiende la idea general: mientras menos se emitan juicios acerca de las comidas y menos se utilicen como premio/castigo, mejor para la salud futura del niño.

De hecho, en algunos estudios se asoció positivamente el uso de la comida como regulador de las emociones por parte de los abuelos y el desarrollo de un mayor comer emocional futuro y el uso de prácticas restrictivas con la aparición de trastornos de la conducta alimentaria.[1]

Generalmente, las dos circunstancias que más impulsan a los niños a comer de forma emocional son el aburrimiento y el estrés. Algunos estudios sugieren que podría existir un componente genético en el comer emocional, pero que no desempeñaría un rol importante hasta la vida adulta, mientras que se conoce que el papel del entorno es mucho más crítico, por ejemplo, a través del modelo de padres y abuelos.

---

(1) Metbulut, A. P., Özmert, E. N., Teksam, O., Yurdakök, K., «A comparison between the feeding practices of parents and grandparents», *Eur J Pediatrics*, diciembre de 2018. Disponible en: https://publications.aston.ac.uk/id/eprint/23596/1/Comparison_between_the_feeding_practices_of_parents_and_grandparents.pdf

Pero ¿qué podríamos hacer y qué podrían hacer nuestros padres para abordar esta situación? Podríamos tenerla en cuenta para seguir dotando a nuestros niños de otras herramientas que podrían utilizar al sentir estas emociones y gestionarlas de otro modo, pero esto podría significar intentar ayudarles con algo que nosotros mismos no somos aún capaces de hacer correctamente. Así pues, en lugar de dar ejemplo de «control» o «perfección» sería más recomendable conversar abiertamente sobre emociones como el estrés, la ansiedad, la tristeza y reconocerlas para abordarlas juntos.

Respecto al comer por aburrimiento, podrían proponerse diversas actividades que veremos más adelante y, en cualquier caso, si nos preocupa algún comportamiento relacionado con la comida, se debería consultar a un psicólogo infantil, quien nos podrá orientar acerca de cómo proceder.[2]

¿PODEMOS «CONSENTIR» A LOS NIÑOS SIN CHUCHES?

Es fácil comprender la perspectiva de los abuelos al ofrecer golosinas; quieren a sus nietos y quieren darles lo que saben que les hará felices en este momento, pero obvian muchas veces las consecuencias que esto puede acarrear si se convierte en una práctica habitual.

Tal vez ofrecen las chucherías (o cualquier otro producto insano) por el deseo de consentir a los nietos, distraerlos de una pataleta o recompensarlos por portarse bien. O incluso puede ocurrir que, aunque reconozcan la importancia de una alimentación saludable, resulte complicado tomar las decisiones adecuadas en un mundo lleno de ultraprocesados y productos superfluos con grandes empresas de marketing detrás que los presentan como mejores alternativas de lo que son.

Por todo esto y para hacer más sencillo el camino hacia una alimentación saludable, a continuación se exponen una serie de consejos útiles para padres y abuelos:

- Sustituye los productos superfluos con meriendas saludables como frutas, picos integrales o yogur natural (ver más opciones en el capítulo 5).

---

(2) Klass, P., «Emotional Eating in Quarantined Kids», *The New York Times*. Disponible en: https://biblioteca.udg.edu/ca/estil-apa/articles-de-diari-o-setmanari

- Deja los productos azucarados, los zumos u otros productos superfluos para ocasiones especiales.

- Anima al pequeño a beber agua. Puedes utilizar una botella con algún tema divertido o preparar juntos agua con sabores, añadiendo, por ejemplo, rodajas de limón, naranja o cualquier otra fruta o vegetal, como pepino, y cubitos de hielo.

- Sustituye el chocolate y los dulces por frutas dulces como el plátano o las fresas (sin agregar azúcar).

- Si te acompañan a hacer la compra, ofréceles una lista de meriendas saludables y pídeles que elijan una para disfrutarla juntos al terminar de comprar.

- Dejando de lado que premiar puede no ser una estrategia educativa adecuada, en caso de utilizarse sería preferible hacerlo con cosas alternativas a las comidas, como pegatinas, materiales para manualidades o colores.

- Otras maneras de consentir mucho más enriquecedoras pueden ser hacer actividades juntos, como cocinar (veremos también más sobre esto en el capítulo 5), leer cuentos o dar un paseo.[3]

---

(3) «Spoiling children: treats, takeaways and health», NHS. Disponible en: https://www.gosh.nhs.uk/medical-information/general-health-advice/food-and-diet/spoiling-children-treats-takeaways-and-health

4. FORMANDO EQUIPO CON LOS PADRES

HACIA UNA ALIMENTACIÓN SALUDABLE: ETAPAS DEL CRECIMIENTO

Como hemos visto, la comunicación entre padres y abuelos es muy importante para compartir el camino hacia una alimentación saludable, así como también podría serlo facilitar a los abuelos la información necesaria para promover los mejores hábitos de salud posibles.

Por esto, a continuación encontrarás las recomendaciones más actuales respecto a la alimentación infantil saludable en las distintas etapas del crecimiento.

Recomendaciones actuales respecto a la lactancia en bebés y en niños mayores

La lactancia materna es una fuente de salud presente y futura. A mayor duración, mayor es su beneficio potencial. Se recomienda mantenerla hasta los 12-24 meses y, posteriormente, todo el tiempo que madre e hijo deseen. Es importante que las decisiones y necesidades de cada familia se vean respetadas, sea cual sea la opción que elijan.

Respecto a los niños mayores, vale la pena destacar las conclusiones del documento sobre lactancia materna en niños mayores de la Asociación Española de Pediatría (AEP):

- La leche materna no pierde sus propiedades con el paso del tiempo y a partir del primer año de lactancia la cantidad de grasa en la leche aumenta con respecto a los primeros meses, de modo que resulta un alimento completo y nutritivo y de mayor calidad para un lactante mayor que la leche de fórmula o de vaca.

- Los niños mayores que toman pecho disfrutan de los beneficios inmunológicos de la leche materna y por ello presentan una menor incidencia de infecciones para su edad que sus coetáneos que no son amamantados.

- No se han constatado riesgos físicos ni psicológicos en niños que toman pecho por encima de los 2-3 años de edad.

- No hay ningún riesgo demostrado en continuar la lactancia del niño mayor durante un nuevo embarazo, si ese es el deseo de la madre, aunque hay que individualizar y valorar el destete en caso de amenaza de aborto o parto prematuro, así como en otras situaciones especiales.

- Amamantar a ambos hermanos tras el nacimiento del nuevo bebé es posible, ya que la producción de leche se adapta según la demanda.

- El mayor problema de la lactancia materna más allá del año de edad es el rechazo social y profesional por prejuicios o desconocimiento de la evidencia científica actual. Es importante que cada familia y cada madre tome decisiones informadas.

- Respecto al destete, se recomienda mantener la lactancia tanto tiempo como madre e hijo deseen. Cuando una mujer cree que ha llegado el momento de destetar, se aconseja no hacerlo bruscamente ni con engaños. La mejor estrategia es la del destete gradual, sin ofrecer ni negar el pecho, y se pueden negociar las condiciones con el niño.[1]

Recomendaciones generales (recogidas en las recomendaciones para la primera infancia)	
No añadir azúcar, miel ni edulcorantes en los alimentos de los niños.	Evitar la sal y los alimentos muy salados.
Mientras el bebé solo toma leche materna (o adaptada) a demanda no necesita beber agua. A partir del sexto mes, se le puede ofrecer agua según la sensación de sed que tenga. El agua tiene que ser la bebida principal. De zumos y otras bebidas azucaradas, cuantos menos tome, mejor.	A partir del primer año, si los niños no toman leche materna, pueden tomar leche entera de vaca. Las leches de crecimiento no son recomendables, y las bebidas vegetales (arroz, avena, almendra, etc.) no son una buena alternativa a la leche.

---

(1) Gómez Fernández-Vegue, M., «Lactancia materna en niños mayores o "prolongada"», AEPED. Disponible en: https://www. aeped.es/sites/default/files/documentos/triptico-lactancia-prolongada.pdf

Se recomiendan el pan, la pasta y el arroz integrales, porque son más ricos en nutrientes y fibras.	El mejor aceite, tanto para cocinar como para aliñar, es el aceite de oliva virgen.
En la merienda y otros tentempiés hay que dar preferencia a la fruta fresca, el yogur natural sin endulzar y el pan integral (con aceite, tomate, queso, etc.), junto con el agua.	Las frutas, verduras, hortalizas, legumbres, pasta, arroz, pan, etc., deben ofrecerse en cantidades que se adapten a la sensación de hambre.
Del segundo plato (carne preferiblemente blanca, pescado y huevos), es importante limitar las cantidades (20-30 g de carne/día, 30-40 g de pescado/día o bien un huevo pequeño/día).	Hay que tener en cuenta aspectos importantes de seguridad e higiene: lavarse las manos, garantizar que los utensilios y las superficies de trabajo estén limpios, comprobar que los alimentos estén en buen estado y conservar los alimentos en refrigeración o congelados.

Alimentación complementaria y BLW

Una vez cumplidos los 6 meses o cuando el niño muestre señales de encontrarse preparado para iniciar la alimentación complementaria (se sostiene sentado, coge los alimentos y se los lleva a la boca, muestra interés…), se irán incorporando progresivamente nuevos alimentos, y se mantendrá la lactancia materna o artificial a demanda.

¿Triturados o BLW? El BLW (*baby-led weaning*) o destete dirigido por el bebé es una forma de ofrecer una alimentación complementaria en la que al bebé se le permite «dirigir» el proceso desde el principio. Los padres deciden qué ofrecen (y es su responsabilidad ofrecer comida sana, segura y variada), pero el bebé coge por sí mismo entre la comida que se pone a su alcance; elige qué comer y cuánta cantidad.

La alimentación complementaria puede iniciarse con el BLW, dándole triturados o combinando ambos métodos.

El calendario de alimentos es orientativo y puede verse en el siguiente cuadro.

Alimentos	0-6 meses	6-12 meses	12-24 meses	≥ 3 años
Leche materna				
Leche adaptada (en niños que no toman leche materna)				
Cereales (pan, arroz, pasta, etc., con o sin gluten), frutas, hortalizas, legumbres, huevos, carne y pescados, aceite de oliva, frutos secos chafados o molidos Se pueden ofrecer pequeñas cantidades de yogur y queso tierno a partir de entre los nueve y diez meses				
Leche entera (si el niño no toma leche materna), **yogur y queso tierno** (en más cantidad)				
Sólidos con riesgo de atragantamiento (frutos secos enteros, palomitas, granos de uva enteros, manzana o zanahoria cruda)				
Alimentos superfluos (azúcares, miel, mermeladas, cacao y chocolate, flanes y postres lácteos, galletas, bollería, embutidos y charcutería)	Cuanto más tarde y en menos cantidad, mejor (siempre a partir de los 12 meses)			

Además, en el documento sobre alimentación complementaria de la AEP, encontraremos consejos sobre cómo ofrecerla con un enfoque positivo que serán de gran apoyo para iniciar una conversación acerca de prácticas poco respetuosas y buscar juntos la mejor manera de modificarlas. Así, se anima a las familias a:

- Respetar el ritmo de desarrollo del bebé y permitir cierta autonomía, según sus capacidades.

- Tolerar un cierto desorden apropiado para su edad (por ejemplo, no molestar al niño limpiándolo después de cada bocado).

- No interpretar como permanente un rechazo inicial a un nuevo alimento. Seguir ofreciéndolo en los siguientes días o semanas sin presionar (pueden ser necesarias hasta 10-15 ocasiones para conseguir la aceptación). La exposición regular y gradual a los alimentos favorece su tolerancia y aceptación, a corto y largo plazo.

- No prefijar una cantidad de comida que se «tiene que tomar». La cantidad es variable de unos niños a otros y según las circunstancias. Respetar los signos de hambre y saciedad. Los padres o, en este caso, los abuelos, deciden dónde, cuándo y qué come el niño. El niño decide cuánto come. Obligar o coaccionar a un niño para que coma aumenta la insatisfacción familiar y el riesgo de tener problemas con la comida a corto y largo plazo.

- Escoger un lugar tranquilo para las comidas del niño, sin distracciones (televisor, móviles). Cuando sea posible, sentarlo junto a los otros miembros de la familia para que interactúe con ellos. Acercarlo a la mesa de forma segura, ya sea en el regazo o en una silla apropiada (trona).

- Seguir un horario aproximado de comidas, con flexibilidad, puede ayudar a la anticipación y regulación del lactante. Como orientación, cuatro o cinco tomas al día.

- Seleccionar una dieta variada y sana. Servir raciones apropiadas a su edad y ritmo de crecimiento.

- Cuidar el «ambiente emocional»: ante las situaciones negativas (no come, no le gusta, se porta mal) se recomienda mantener una actitud neutra: evitar disgustarse, no mostrar enfado. Una conducta muy controladora o exigente de los padres impide que el niño aprenda a autorregularse.

- Disfrutar de la comida en familia y reforzar los logros. No utilizar los alimentos como premio o castigo, ni como consuelo o chantaje.

Alimentación saludable

Además del plato de Harvard para niños y la pirámide de los alimentos, se aconseja:

- Acompañarles con confianza y animarles.

- Ofrecer alimentos saludables variados y así contribuir a que disfruten de los sabores, las texturas, los olores y los colores de los diferentes alimentos.

- Evitar los alimentos que puedan causar atragantamientos: frutos secos enteros (se pueden ofrecer triturados), palomitas, granos enteros de uva, zanahoria o manzana entera o a trozos grandes, etc.

- Entender las comidas como espacios de contacto, relación y afecto. Con una actitud receptiva y tolerante, de acompañamiento respetuoso sin confrontación, se convierten en espacios en los que estrechar nuestros vínculos. Es recomendable que los niños disfruten de al menos una comida en familia.

- Recordar que la influencia más importante sobre los hábitos alimentarios es el ejemplo que los adultos les dan.

La preocupación por el niño que no come es frecuente entre progenitores y abuelos. Muy a menudo el problema es de equilibrio entre lo que come el niño y lo que los adultos (madre, padre, abuelos, etc.) esperan que coma.

Los adultos serán los responsables de adquirir los alimentos que consumirá el niño y de decidir el momento en que se los ofrecerán, pero el niño sano, con su capacidad de autorregulación, decide cuándo quiere o no quiere comer y qué cantidad.[2]

---

(2) Más información en: https://salutpublica.gencat.cat/web/.content/minisite/aspcat/promocio_salut/alimentacio_saludable/02Publicacions/pub_alim_inf/recomanacions_0_3/0_3_triptic_recomanacions/recomen_0_3_triptico_cast.pdf

Recomendaciones para la elaboración del menú semanal familiar saludable

General

La base de la alimentación han de ser las frutas y los vegetales. Asegúrate de cubrir en cada comida la mitad del plato con estos alimentos.	Practica los lunes sin carne. Algunas ideas para lograrlo: guiso de lentejas con verduras, tallarines salteados con verduras, arroz meloso con verduras, *poke* o bol con tofu.
Prioriza alimentos locales y de temporada.	Acompaña las comidas con agua y toma suficiente a lo largo del día.
Las mejores meriendas son la fruta fresca y los vegetales como tomates cherry o palitos de zanahoria (que pueden acompañarse con humus o yogur natural).	

Carbohidratos

Elige cereales integrales en lugar de refinados para acompañar las comidas.	En caso de consumir pan, elige un buen pan integral.
Puedes alternar el uso de distintos cereales como arroz, maíz, trigo, mijo, con pseudocereales como la quinoa o tubérculos como las patatas o los boniatos.	Este grupo de alimentos debe ocupar aproximadamente un cuarto del plato.

Proteínas	
Limita las carnes rojas (una vez por semana en caso de consumirlas) y prioriza las carnes blancas de pescado o de ave.	Incluye legumbres al menos tres o cuatro veces a la semana, aunque pueden incluirse más veces en comidas o en cenas para disfrutar de sus beneficios.
No es necesario limitar los huevos. Pueden incluirse a diario, y está bien alternarlos con otras fuentes de proteínas.	Evita las carnes procesadas cuando sea posible. Los fiambres, cuantos menos, mejor.
Este grupo de alimentos debe ocupar aproximadamente un cuarto del plato.	

Grasas	
Prioriza el aceite de oliva virgen extra para cocinar y aderezar las ensaladas.	Incluye frutos secos crudos o tostados (preferiblemente sin sal) en meriendas o comidas para asegurar el aporte diario de grasas saludables. Esto también se logra con alimentos como el aguacate o el pescado azul (dos o tres veces por semana).
Limita las frituras y prioriza otros métodos de cocción como al horno, a la plancha, salteados, etc.	Evita los productos procesados fritos u horneados a muy altas temperaturas.

¡Disfruta comiendo saludable en familia!

CONCILIACIÓN ALIMENTARIA: ACERCAR POSICIONES PARA UN OBJETIVO COMÚN

¿Qué podemos hacer cuando nuestros padres o suegros ofrecen dulces a nuestros hijos constantemente? ¿Y si recurren a los alimentos como premio o castigo?

En muchas ocasiones resulta complicado ver cómo, tras nuestros esfuerzos constantes por mejorar la alimentación en casa, el camino se hace cuesta arriba debido a la oferta constante de dulces, zumos o bollería por parte de los abuelos, quienes lo hacen con la mejor intención, pero sin ser conscientes de todo lo que esto conlleva. Si esto ocurre de forma esporádica, no tiene por qué causar problemas, pero si se hace con frecuencia, cada vez será más difícil abordarlo y modificarlo.

Por tanto, se plantea la duda de si es mejor hablar con los abuelos, pese a que esto pueda hacer que se sientan juzgados, o hay que dejarlo pasar.

Al igual que en muchos otros aspectos de la crianza, cada familia debe hacer lo que considere más conveniente, aunque puede ser de utilidad decidir previamente qué conductas permitir y cuáles limitar, indistintamente de quién esté con los niños en ese momento. Por ejemplo, si existe una alergia, intolerancia o sensibilidad a un alimento, hay que comunicarlo para que todos eviten ofrecerlo, pero si, por el contrario, los abuelos quieren compartir con sus nietos una merienda dulce dos veces al mes, tal vez podría dejarse pasar.

A continuación damos algunos consejos con el propósito de que resulten de ayuda para abordar este tema y llegar a un punto común en pro de la salud de los más pequeños:

Si crees que los abuelos se mostrarán abiertos al cambio, habla con ellos, comparte tus inquietudes y muéstrate abierto a negociar

La alimentación se utiliza constantemente como una manera de expresar amor, por lo que para que los niños se sientan queridos por sus abuelos se les puede ofrecer otras vías, como compartir alguna actividad en la que ambas partes disfruten (cocinar, leer un cuento, jugar a algún juego…).

Es mejor abordar esta conversación con los abuelos en algún momento en el que los niños no estén presentes y tratar de transmitir el mensaje de manera directa y asertiva. Siempre hay que dejar muy claro el agradecimiento que sentimos hacia ellos por compartir tiempo con sus nietos. Si se trata de los suegros, tal vez sea mejor comunicarlo a la pareja y que sea esta quien hable con sus padres.

Puede resultar útil que, en lugar de establecer reglas, solicitemos su ayuda con el tema que nos preocupa, por ejemplo: «Valentina está comiendo muchos dulces últimamente, entre las fiestas de cumpleaños, las meriendas que le ofrecen los amigos en el parque… ¿podéis ayudarme a lograr que coma algo más de fruta?». Compartir información actualizada sobre nutrición es otra manera de ayudarlos a unirse a nuestra labor de promover hábitos saludables desde la infancia.

Si crees que no estarán dispuestos a cambiar su conducta, habrá que decidir si vale la pena comentar este tema y valorar cómo puede afectar esto la relación entre vosotros

En caso de optar por dejarlo pasar, se puede explicar a los niños que es posible comer de distintas formas (igual que ocurriría en las vacaciones o celebraciones) y ser flexible según el contexto en el que nos encontremos; decirles que cada familia tiene sus normas, creencias y tradiciones y que, así como algunos alimentos deberían estar siempre en nuestros platos, otros se consumen de forma ocasional.

También podrían utilizarse otras estrategias como dejar listas algunas meriendas para que los niños compartan con sus abuelos o sugerirles opciones saludables que puedan utilizar en los momentos en los que quieren compartir algo de comer.

Si, por el contrario, son los abuelos los que se sienten preocupados por la forma en la que los padres están abordando la alimentación de sus hijos, podrían aplicar las mismas recomendaciones comentadas anteriormente (sustituyendo «abuelos» por «padres» desde el principio). En ambos casos es importante que padres y abuelos muestren consistencia en ciertas normas y que no desautoricen al otro delante de los niños, así como recordar que, aunque nuestros enfoques puedan variar (de ser más controladores a más permisivos), todos buscamos que nuestros niños aprendan a comer de forma saludable y desarrollen una buena relación con la comida para que esto se traduzca en una vida sana.

CASOS REALES Y ALGUNOS CONSEJOS

Informar para transformar

Tras quedarse embarazada y comenzar a leer acerca de nutrición en esta etapa, en la infancia, BLW y otros temas, Ana fue compartiendo información y comunicando a su familia sus deseos y puntos de vista con respecto a la manera en la que abordaría la alimentación de su bebé.

Al nacer el nuevo integrante de la familia, aún en el hospital, Ana comentó que su deseo era la lactancia materna y mantenerla a pesar de encontrar obstáculos en el camino.

Aproximadamente 6 meses después, Ana informó a los abuelos acerca del BLW y grabó el primer momento en el que su pequeño probó la fruta a través de este método para explicarles cómo lo abordarían en familia. También aprovechaba las reuniones familiares para hablar acerca de alimentos permitidos o poco aconsejables según cada etapa del crecimiento y su enfoque fue el de ofrecer información constante sobre el camino elegido.

En ocasiones los abuelos expresaban sus opiniones y estas eran escuchadas, pero se dejaba claro, de la forma más asertiva posible, que se mantendrían las prácticas elegidas por los padres.

Transmitir información resultó de utilidad para que muchas de las recomendaciones se tomaran en cuenta (por ejemplo, los abuelos respetan la norma de no dar caramelos) y en la mayoría de las ocasiones preguntan antes de ofrecer a los nietos productos superfluos. Existen momentos en los que flexibilizan un poco más las normas respecto a los dulces y entonces Ana les comenta: «¿Os acordáis de que comentamos que esperaríamos un poco más para ofrecerlos? Pero no pasa nada…» y lo deja pasar. De este modo puede que en la próxima oportunidad se mantenga la norma.

Ana deja como consejo que, una vez se decida el tipo de alimentación que se quiere ofrecer a los niños, se involucre a la familia y se comparta con ellos información de forma amena, comunicando los límites que se hayan establecido en casa (por ejemplo, los niños no tomarán caramelos ni refrescos), darles toda la información necesaria y dejar clara la importancia que esto tiene para los padres, quienes también habrán de ser flexibles con los deseos de los abuelos, y aún más si los encuentros son esporádicos.

Cuando se trata de tus suegros, acude a tu pareja

Javier cuenta en consulta que le gustaría contar con más apoyo por parte de sus suegros (que son del perfil de la vieja escuela comentado en el capítulo 1) para ofrecer una alimentación saludable a su hija.

Rescata prácticas muy beneficiosas, como la preparación de legumbres y platos de cuchara, el uso de alimentos frescos y de temporada y compartir las comidas de domingos en un ambiente relajado y de disfrute.

Pese a esto, le preocupa el agregado de azúcar y sal en exceso a las comidas, que puede acostumbrar al paladar a esta intensidad de sabores. En alguna ocasión lo ha comentado y ha logrado que sus suegros reduzcan el uso de sal en los platos, pese a que por el momento el salero sigue presente en la mesa.

Este hábito se ha trasladado a casa, ya que su hija, con solo 6 años, dice que el puré de verduras «no sabe a nada» y pide agregar más sal al plato.

Respecto al azúcar, la abuela es aficionada a los dulces y aprovecha los fines de semana para preparar postres y ofrecerlos en las comidas familiares. A Javier le preocupa que, teniendo en cuenta que su pequeña suele mostrarse selectiva ante ciertos alimentos, restrinja aún más las opciones y la variedad que acepta y se incline hacia el consumo de dulces. Como teme que esto pueda convertirse en una situación difícil de cambiar, ha comentado con su pareja la posibilidad de que hable con sus padres para que le ofrezcan frutas en lugar de dulces.

Este tipo de situaciones pueden presentarse con frecuencia y generar estrés en los padres, ya que ven la alimentación infantil de forma distinta a cómo lo hacen sus padres o sus suegros.

Que se meriende siempre pan con chocolate, cacao caliente con leche condensada, tartas, flanes, etc., puede ser un tema aún más complicado de abordar con la familia política, puesto que puede percibirse como un juicio a su manera de alimentarse. Por esto, Javier aconseja comentarlo siempre con la pareja y que sea esta la que lo comunique a sus padres (aunque esto varíe según los casos, esta puede ser una buena norma general).

Pasado algún tiempo, Javier comenta que, aunque todavía les queda camino por recorrer, sus comentarios son escuchados y valora mucho el esfuerzo que están haciendo para apoyarlo más en la promoción de hábitos saludables. Siguen comiendo juntos cada domingo.

Aprendiendo del pasado para cambiar el futuro

Para escribir esta sección, pregunté a Juan (Llorca) acerca de sus abuelos y las comidas con ellos.

Comentó que no recuerda que a sus abuelos les gustase demasiado cocinar. Cuando desayunaban juntos, solían comer pan con mantequilla y azúcar o mermelada, y en las comidas no había tantos platos de cuchara ni preparaciones con ingredientes frescos.

Su abuelo materno trabajó como director de ventas de una conocida empresa del sector alimentario, por lo que en su casa siempre tenía chocolates de todo tipo y existía una disponibilidad absoluta de estos. Siente que esto marcó su infancia, ya que, al estar tan accesibles, consumía chocolates y dulces con mucha frecuencia.

Por parte de su familia paterna la situación no era muy distinta: su abuelo le recogía cada tarde en la escuela y para merendar le llevaba leche con chocolate, palmeras de chocolate, napolitanas de chocolate, chocolatinas… Era su manera de transmitirle cariño y hacerle sentir especial. Sabe, además, que hace algunos años no contábamos con toda la información que tenemos hoy respecto a este tipo de productos o sobre por qué es mejor ofrecer otras alternativas.

Por todo ello su infancia estuvo marcada por el consumo de dulces y esto le ha acompañado hasta la actualidad. A pesar de tener muchos más conocimientos acerca de nutrición, esto ha influido en sus preferencias alimentarias y sigue trabajando para mejorar su relación con la comida.

Juan piensa que tal vez si sus abuelos hubiesen preparado otro tipo de recetas u ofrecido otro tipo de desayunos o meriendas, basados en alimentos frescos, esto habría influido positivamente en su crecimiento y su relación con la comida.

Aunque se trata de un hecho pasado, Juan se ha inspirado en esta y otras experiencias para impulsar su labor mejorando la alimentación de las familias y demostrando que otra manera de comer es posible. Prepara cada día platos con ingredientes frescos para los niños que asisten al Valencia Montessori School y comparte información a través de las redes sociales, charlas y otros canales, para que abuelos y padres tengan más recursos a la hora de abordar la alimentación infantil.

5. EN LA COCINA DE LOS ABUELOS

Tuve la enorme fortuna de disfrutar muchísimo a mis abuelos mientras crecía. Compartimos tardes, fines de semana y vacaciones, y recuerdo ayudar a mis abuelas a preparar un sinfín de platos para consentirnos a todos.

A pesar de que, en cuanto a hábitos y conductas alimentarias, había mucho por mejorar (se nos animaba constantemente a comer por encima de nuestras necesidades, se recurría al chantaje emocional para que no dejásemos comida en el plato, se nos consentía con platos a la carta, se nos ofrecían dulces…), hay mucho por rescatar de estos momentos compartidos.

Mis abuelas amaban la cocina y se les daba bastante bien. Ambas nacieron en España, una en Galicia y otra en Aragón, y ambas fueron emigrantes; llegaron a Venezuela en la década de los cincuenta. Yo aprendí parte de esta historia degustando sus platos: empanada gallega, paella de marisco, ensaladilla, filloas, churros y rosquillas en casa de mis abuelos paternos y lasaña con pasta fresca hecha en casa (mi abuela me dejaba ayudarla con la máquina de pasta), sopa de lentejas, macarrones con pollo al horno, magdalenas y bizcochos en casa de mi abuela materna. En ninguna de las dos casas se comía sin que hubiese una ensalada o vegetales en la mesa y siempre había fruta para comer a cualquier hora. Ambas preparaban hallacas (plato típico venezolano) cada Navidad.

En las cocinas de mis abuelas aprendí las historias de su niñez, de la guerra, de su emigración y de sus viajes, aprendí sobre sus costumbres, sobre cómo comía la gente en otros lugares, sobre ir al mercado y comprar alimentos locales que pueden convertirse en platos deliciosos si se preparan con cariño y con el tiempo suficiente, sobre aprovechar y no desperdiciar alimentos, sobre integrarnos en otras culturas a través de la comida, sobre el amor y sobre muchas cosas más.

Por estos recuerdos, que atesoro inmensamente, haría lo posible para que mi hija tuviera la oportunidad de vivirlo, incluso aunque esto signifique dejar pasar los bizcochos y helados que podría comer con sus abuelos y aunque luego tenga que explicarle que en casa esto no será lo habitual, no sin intentar convertir a mis padres y suegros en aliados en algunas prácticas como promover el consumo de frutas y verduras.

Pensando en ello, en este capítulo encontraréis una serie de consejos para disfrutar de este tiempo juntos y contribuir en la creación de buenos hábitos en familia.

APRENDIENDO Y DISFRUTANDO JUNTOS

En el capítulo 2 hemos comentado la gran influencia que los abuelos suelen tener en la creación de hábitos alimentarios futuros, por lo que tiene sentido poner en marcha las siguientes prácticas con la finalidad de que todos los implicados disfruten mientras se promueven hábitos saludables.

Así, propondremos:

Paseos y actividades al aire libre. La vida moderna puede ser bastante sedentaria: con el acceso a la televisión, los ordenadores y otros dispositivos electrónicos muchos niños prefieren quedarse horas en el sofá.

Por esto los abuelos, que suelen contar con más tiempo (recurso que escasea en el día a día de los padres), pueden llevar a sus nietos a nadar a la piscina local, jugar a la pelota con ellos, visitar algún parque o dar un paseo.

De esta manera, además de animarles a practicar actividad física y reducir el sedentarismo, crean buenos recuerdos e instauran este buen hábito esperando que se mantenga en el futuro.

Cocinar en familia. Una de las mejores maneras que tenemos de inculcar en nuestros niños el gusto por alimentos saludables como frutas y verduras es animándolos a relacionarse con ellas, y la cocina ofrece el marco perfecto para hacerlo, porque se trata de un ambiente más relajado que el de la mesa y les permite experimentar con los alimentos.

Según la edad de los niños, podemos asignarles tareas para que ayuden con la preparación de los platos, como lavar las verduras o mezclar los ingredientes de la ensalada, lo que aumentará las probabilidades de que los quieran probar luego.

Apoyarse en juegos y estrategias para aprender sobre nutrición infantil.

ENCONTRANDO ALTERNATIVAS A LAS GALLETAS Y LOS PETIT SUISSE: ALIMENTOS PARA TENER EN LA DESPENSA

En vista de que nuestros niños realizarán muchas meriendas con sus abuelos, puede resultar de utilidad compartir con ellos las siguientes alternativas a productos ultraprocesados o superfluos que utilizan el marketing alimentario para promocionarse como una opción saludable, cuando distan mucho de serlo.

En lugar de	Compra/Prepara/Ofrece
Batidos de chocolate	Leche entera o bebida vegetal enriquecida en calcio con 1 cucharadita de cacao en polvo o 1 cucharadita de algarroba.
Zumos de fruta	Aguas saborizadas en casa con rodajas de fruta o fruta entera.
Yogures de sabores	Yogur natural sin azúcar, yogur griego sin azúcar, yogur de soja sin azúcar o yogures con menos de 5 g de azúcar por cada 100 g de yogur. Se puede agregar fruta para restar acidez, así como copos de avena, coco rallado, semillas, etc.
Petit suisse	Yogur natural con fruta batida.
Galletas comerciales	Galletas elaboradas con plátano triturado y copos de avena (sin agregar azúcar, jarabes, miel o mantequilla…).
Bollería	Tostadas con crema de cacahuete, avellana o cualquier fruto seco. Se puede agregar fruta. Bizcocho casero elaborado con plátano, dátiles o pasas.
Bocadillos de jamón	Bocadillo de pan integral con queso fresco o humus o queso de anacardos.

Gusanitos	Tortitas de maíz o picos integrales. Palomitas en mayores de 4 años.
Chucherías	Frutas deshidratadas (orejones de albaricoques, pasas, ciruelas pasas…).

Además de tener siempre un frutero a la vista y fruta cortada en la nevera para facilitar su consumo, es bueno tener a mano tomates cherry, palitos de zanahoria y pepino, tostaditas de pan, aceitunas, edamames y otros aperitivos saludables.

RESCATANDO LOS PLATOS DE TEMPORADA Y DANDO VALOR A LA COCINA DE APROVECHAMIENTO

Si algo solían tener claro la mayoría de nuestros abuelos, era la importancia de aprovechar los alimentos de temporada y adaptar el menú en función de esta, así como evitar el desperdicio de alimentos o sobras.

Para rescatar esta práctica, podéis consultar los alimentos de temporada que luego podrán integrarse con las recetas de este libro para planificar el menú (estrategia también muy útil para evitar el despilfarro).

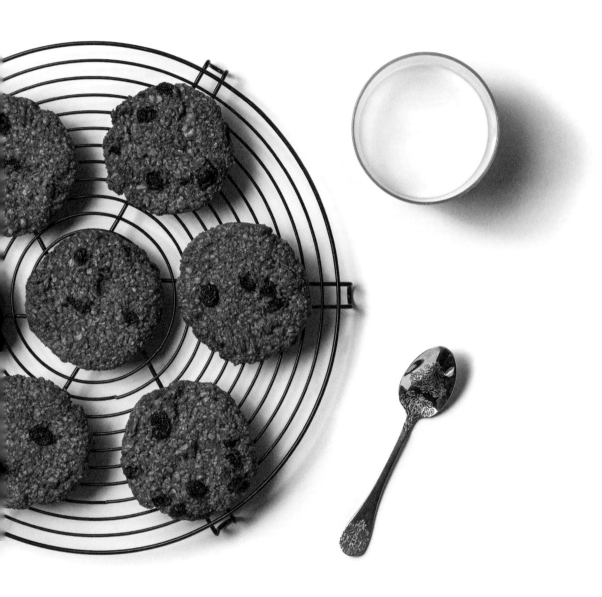

Algo clásico para comer o cenar

· · · · · · · · · ·

HAMBURGUESAS DE POLLO Y ESPINACAS

 5-6

Ingredientes

500 g de pechuga de pollo

200 g de espinacas frescas o congeladas

½ cebolla roja

4 cucharaditas de postre de copos de avena finos o harina

30 g de almendras tostadas picadas (o el fruto seco que más nos guste)

1 huevo

Sal y pimienta

AOVE

Elaboración

1. Trituramos la pechuga de pollo en la picadora. A continuación picamos las espinacas y la cebolla. Mezclamos el pollo con las verduras, añadimos el huevo, los copos de avena, las almendras picadas, salpimentamos y mezclamos hasta que se integre todo. Dejamos reposar la masa en la nevera durante 30 minutos.

2. Pasado este tiempo formamos las hamburguesas con la ayuda de las manos untadas con un poco de AOVE (Aceite de Oliva Virgen Extra) para evitar que se nos peguen; primero formamos una bola y luego la aplanamos.

3. En una sartén con un poco de AOVE cocinamos las hamburguesas por ambos lados hasta que estén bien doradas y cocinadas por dentro. Podemos servirlas con el pan que más nos guste, mollete o pan de pita, unas rodajas de tomate, lechuga, queso… ¡al gusto de cada uno!

 Las hamburguesas se conservan en la nevera sin cocinar durante 1-2 días como máximo, o ya cocinadas durante 3-4 días bien tapadas. Si las congelamos, es mejor sin cocinar y bien separadas unas de otras con papel para que no se peguen.

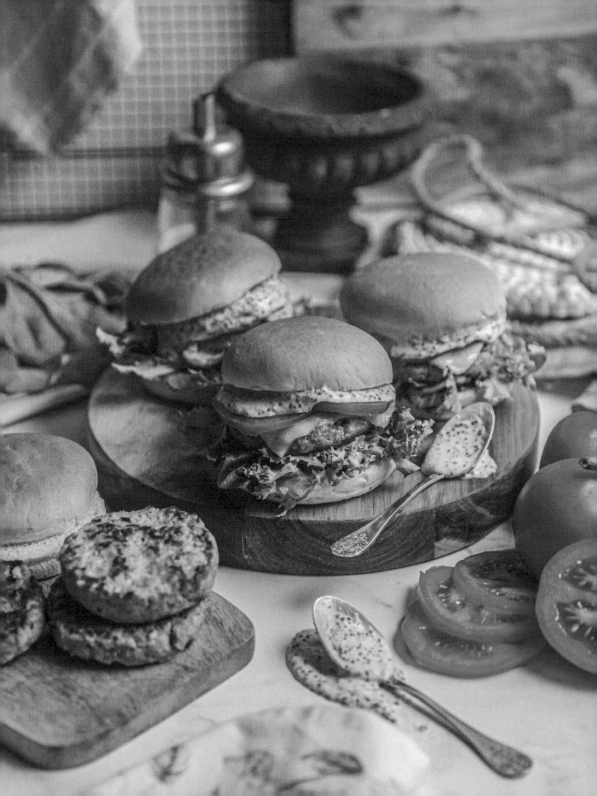

CROQUETAS DE POLLO Y BRÓCOLI

 4

Ingredientes

1 pechuga de pollo

1 brócoli pequeño

1 ajo

1 cebolla roja

4 patatas

2 huevos

50 g de queso rallado

Pan rallado

AOVE

Sal y pimienta

Opción vegana:
Sustituimos el pollo por tempeh, soja texturizada remojada o tofu; el queso rallado por queso vegano o levadura nutricional, y los huevos por dos huevos a base de linaza.

Opción sin gluten:
Sustituimos el pan rallado por pan rallado sin gluten.

Elaboración

1. Pelamos y cortamos las patatas en trozos medianos y las hervimos en una olla con agua hasta que estén blandas, las escurrimos y las machacamos con un tenedor hasta que quede una textura de puré.

2. Trituramos el brócoli en un procesadora sin que llegue a triturarse del todo y luego quitamos el exceso de agua haciendo presión con las manos.

3. Fileteamos la pechuga de pollo y la salteamos en una sartén con un poco de AOVE, sal y pimienta a fuego suave para que no se reseque. Cuando se enfríe un poco, la desmenuzamos con las manos o la picamos finamente con un cuchillo.

4. Picamos el ajo, cortamos la cebolla muy fina y la pochamos en una sartén con un poco de AOVE, sal y pimienta.

5. Seguidamente añadimos en un bol la patata, el brócoli, el queso rallado, el sofrito de cebolla, el pollo, y lo mezclamos hasta obtener una masa consistente. Dejamos reposar la masa durante 1 hora en la nevera.

6. Cuando la masa esté lista formamos las croquetas con el tamaño y la forma que más nos guste.

7. Precalentamos el horno a 200 °C.

8. Batimos los dos huevos, bañamos las croquetas primero con el huevo y luego las rebozamos con el pan rallado. Si repetimos este proceso una vez más, quedará un rebozado más grueso y crujiente.

9. Ponemos las croquetas en una bandeja de horno con papel y las horneamos unos 10 minutos a 180 °C hasta que queden bien doradas.

 Podemos guardar las croquetas en la nevera ya formadas sin hornear durante 2 días en un recipiente hermético sin que se toquen unas con otras y hornearlas en el momento de consumir. También podemos congelarlas de la misma forma, y sacarlas con antelación para que se descongelen antes de hornearlas.

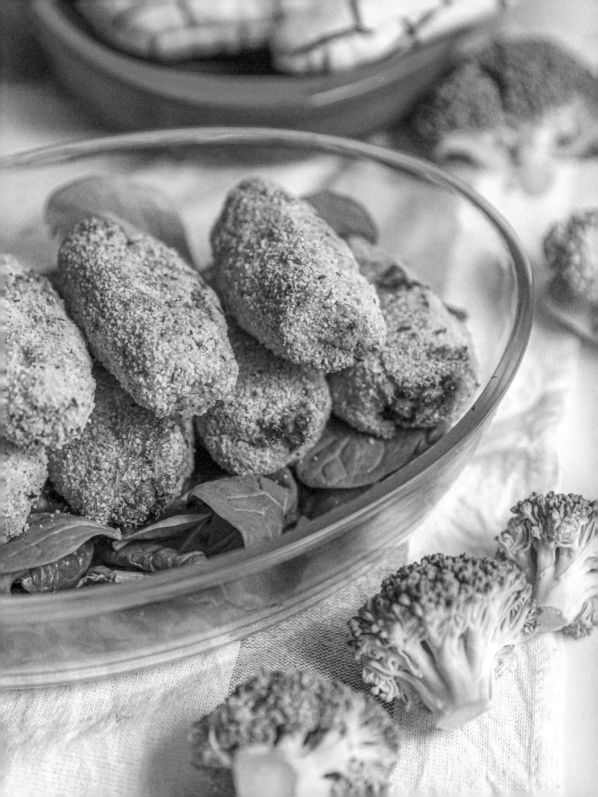

PASTA INTEGRAL CON PICO DE GALLO Y POLLO MECHADO

 4

SIN LACTOSA

Ingredientes

3 tomates firmes

½ cebolla tierna o roja

2-3 ramitas de cilantro

1 pimiento verde italiano

1 lima

2 pechugas de pollo

1 diente de ajo

2 hojas de laurel

1 cucharadita de café de pimentón dulce o de la Vera

200 g de pasta integral (macarrones, espirales...) o sin gluten

3 cucharadas soperas de AOVE

Sal y pimienta

Elaboración

Para el pico de gallo

1. Pelamos y cortamos los tomates en daditos muy pequeños. Picamos muy fina la media cebolla tierna o roja, el cilantro y el pimiento verde italiano.

2. Mezclamos todo junto en un bol con el jugo de la lima, el AOVE, la sal y la pimienta al gusto, lo tapamos con film y lo dejamos en la nevera mientras hacemos el pollo mechado.

Para el pollo mechado

3. Picamos el ajo y el pimentón dulce con un poco de AOVE en un procesador o mortero hasta que esté bien triturado. Con esta mezcla embadurnamos las pechugas de pollo enteras sin filetear y las añadimos a una bandeja de horno con el laurel, cubrimos el fondo de la bandeja con un poco de agua (con un dedo será suficiente), cubrimos con papel de horno y horneamos las pechugas a 175 °C hasta que queden cocidas, pero sin pasarnos para que no queden secas. Dejamos enfriar y cuando estén frías las desmenuzamos con las manos.

4. Cocemos la pasta siguiendo las instrucciones del fabricante, la escurrimos y la mezclamos con el pollo y el pico de gallo. Podemos servirla con un poco de cilantro picado por encima.

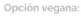

Opción vegana:
Sustituimos el pollo por tempeh o tofu a la plancha o salteados con AOVE y unas especias al gusto.

Podemos conservar perfectamente la pasta ya mezclada con todos los ingredientes en la nevera en un recipiente hermético durante 2-3 días.

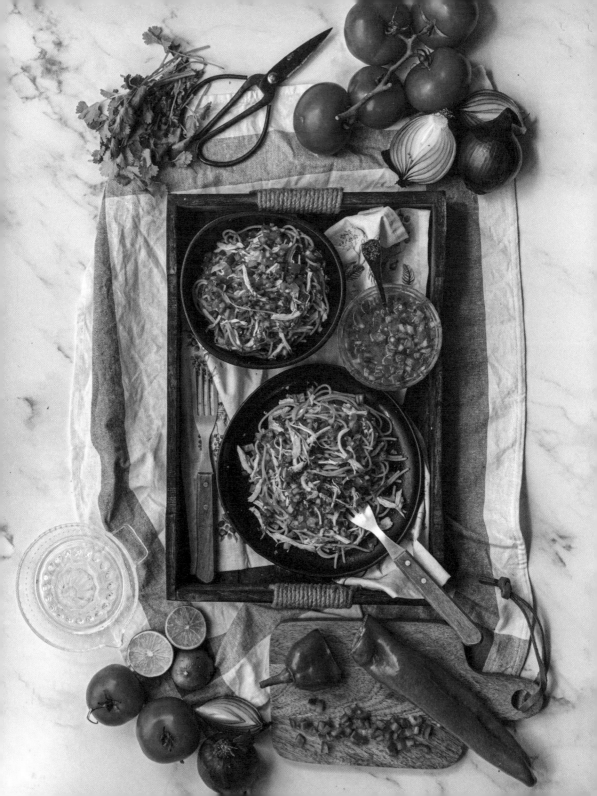

ENSALADA CÉSAR CON POLLO Y GARBANZOS CRUJIENTES

👤 4

🌿 SIN GLUTEN

Ingredientes

Lechugas mezcladas al gusto (hoja de roble, cogollos, hojas de espinacas fresca, rúcula, romana, etc.)

1 pechuga de pollo sin filetear

Salsa César:

20 g de anchoas

1 huevo cocido

1 cucharada sopera de vinagre de manzana

1 cucharada sopera de zumo de limón

½ diente de ajo

Queso parmesano en lascas para decorar

4 cucharadas soperas de AOVE

Sal y pimienta

Garbanzos crujientes:

½ cucharadita de café de comino en polvo

½ cucharadita de café de cúrcuma en polvo

½ cucharadita de café de pimentón dulce

200 g de garbanzos cocidos escurridos

Elaboración

1. Precalentamos el horno a 200 °C. Forramos con papel de horno una bandeja lo bastante amplia para que los garbanzos queden bien extendidos. En un bol ponemos los garbanzos y las especias con un poco de AOVE y los mezclamos con cuidado hasta que se impregnen bien. Vertemos los garbanzos en la bandeja que hemos preparado y los horneamos durante 40 minutos a 200 °C, removiendo de vez en cuando. Retiramos y dejamos templar.

2. A continuación, preparamos la salsa César: picamos un poco las anchoas y las ponemos en el vaso de la batidora o en el procesador junto con el AOVE, el zumo de limón, el vinagre y la yema del huevo. Lo trituramos hasta que quede una salsa bien emulsionada. Salpimentamos.

3. Hervimos la pechuga de pollo en agua con sal y después la marcamos entera en una sartén con un poco de AOVE. A continuación la cortamos en rodajas.

4. Lavamos la lechuga, la escurrimos bien y la disponemos en un plato o en una fuente; añadimos la salsa César, el pollo cortado, los garbanzos y, por último, las lascas de parmesano.

> **Opción sin lactosa:**
> Sustituimos el queso parmesano por queso vegano o levadura nutricional.

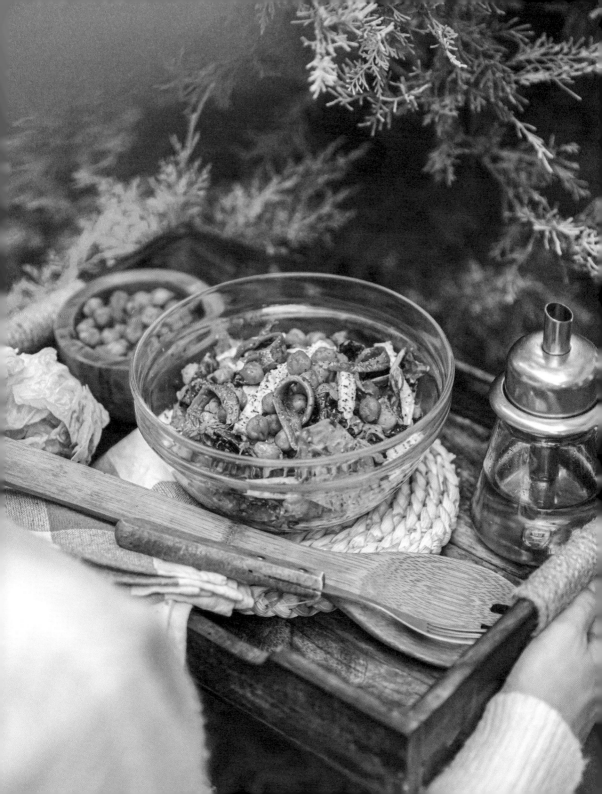

TORTITAS DE COLIFLOR

 4

SIN GLUTEN

Ingredientes

¼ de coliflor

1 huevo

1 cucharada sopera de harina de garbanzos

125 g de requesón

1 cucharadita de café de orégano

Sal y pimienta sin sal para los menores de un año

AOVE

Elaboración

1. Lavamos la coliflor y la picamos con cuidado en el procesador. Tiene que quedar una textura similar a la del arroz; si al triturarla sale agua, se la quitaremos presionando con cuidado con las manos o con un paño de algodón.

2. Ponemos todos los ingredientes en un bol, mezclamos bien hasta que se integren y dejamos reposar.

3. Calentamos una sartén a fuego medio y cuando esté caliente añadimos unas gotas de AOVE. Con la ayuda de una cuchara vamos colocando pequeñas cantidades de masa y las doramos bien por cada lado durante un par de minutos.

Opción vegana:
Sustituimos el requesón por tofu triturado; queda con la misma textura.

Podemos servirlas acompañadas de una salsa de tomate casera, un chutney, crema de queso, etc.

Pueden congelarse ya cocinadas. Y en la nevera ya cocinadas en un recipiente hermético durante 3-4 días.

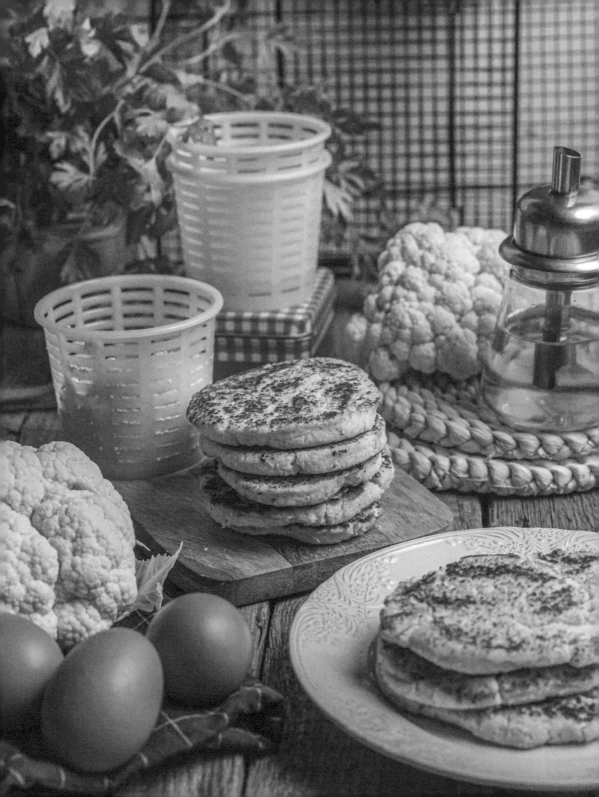

TORTITAS DE QUINOA

≡\ 6-8

SIN GLUTEN   SIN LACTOSA

Ingredientes

150 g de quinoa cocida

2 huevos

100 g de manzana asada o cocida

50 g de plátano

6-8 g de levadura tipo Royal

1 cucharadita de postre de canela o vainilla

AOVE

Elaboración

1. Cocemos la quinoa en agua hirviendo de 13 a 15 minutos. Si la lavamos previamente, la coceremos un par de minutos menos.

2. Por otro lado, asamos (es la forma más rica de comerla) o cocemos la manzana para tenerla lista para preparar las tortitas. Siempre podemos asar muchas manzanas en el horno y guardar unas cuantas para comerlas tal cual.

3. En un bol chafamos el plátano con la manzana, añadimos los huevos batidos, la levadura, la canela o la vainilla, según se prefiera, y la quinoa y mezclamos todo hasta que nos quede una masa cremosa.

4. En una sartén antiadherente untada con AOVE y a fuego medio vamos echando pequeños cazos de la masa de las tortitas y dejamos que cuajen unos minutos por un lado, les damos la vuelta y luego por el otro. Y así una tras otra hasta tenerlas todas listas.

Las podemos servir con fruta, comerlas tal cual o con cualquier acompañamiento que nos apetezca.

Se conservan bien en la nevera en un táper unos 3-4 días.

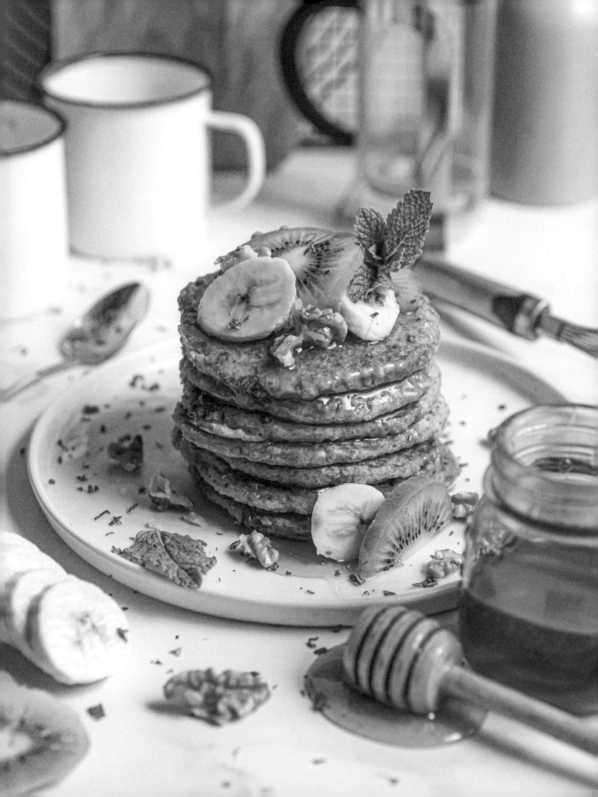

BOCADITOS DE CALABACÍN

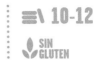

10-12

SIN GLUTEN

Ingredientes

240 g de calabacín rallado y escurrido

2 huevos

60 g de queso rallado al gusto, especial para fundir

20 g de queso parmesano

125 g de harina de almendra o almendra molida (o pan rallado o copos de avena finos)

1 cucharadita de postre de orégano

½ cucharadita de café de cúrcuma

Una pizca de sal

Una pizca de pimienta

Elaboración

① La receta es muy sencilla. Hemos de tener los ingredientes preparados y pesados; rallamos el calabacín y con la ayuda de las manos, de un trapo o papel de cocina, lo escurrimos bien para quitarle el exceso de agua.

② Precalentamos el horno a 180 °C. Mientras, en un bol iremos poniendo todos los ingredientes: queso, calabacín, huevos, harina o pan rallado, hierbas, sal y pimienta. Mezclamos bien con una espátula, cubrimos con film transparente y dejamos reposar la masa en la nevera unos 15 minutos.

③ A continuación, hacemos pequeñas bolas con las manos, las aplastamos un poco, las colocamos en una bandeja y las horneamos unos 15-20 minutos, o hasta que estén doradas, ya que el tiempo dependerá mucho del tamaño de las bolas. Después las sacamos, dejamos que se enfríen un poco y ¡listo!

Podemos acompañar estos ricos y sencillos bocaditos de calabacín con una ensalada, una salsa de tomate, guacamole o lo que más nos guste.

Si los preparamos para niños pequeños, ¡a partir del año mucho mejor!

Podemos congelarlos o guardarlos en la nevera 3-4 días.

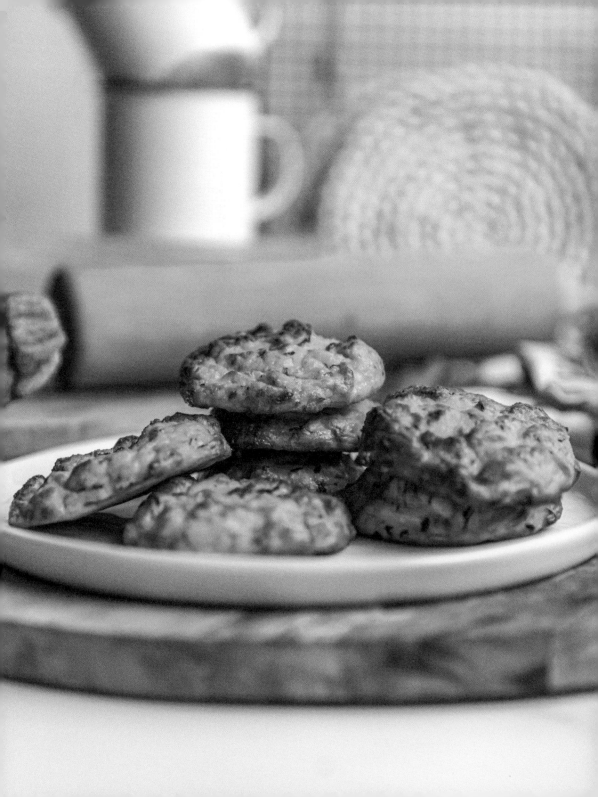

MUFFINS DE QUINOA Y GUISANTES

  8-12

SIN GLUTEN SIN LACTOSA

Ingredientes

100 g de cebolla picada

100 g de guisantes

1 diente de ajo

1 tomate picado

200 g quinoa

5 huevos

Perejil picado

1 cucharadita de café de cúrcuma

AOVE

Sal y pimienta

Elaboración

1 Picamos todos los ingredientes. Preparamos una sartén con AOVE para el sofrito, los moldes para los muffins y precalentamos el horno a 180 °C.

2 Hacemos un sofrito con la cebolla, el ajo, los guisantes y el tomate. Mientras, en otra olla cocemos la quinoa 15 minutos.

3 Una vez tenemos el sofrito y la quinoa cocida, lo pasamos todo a un bol, lo mezclamos bien y añadimos el perejil picado, la sal, la cúrcuma y la pimienta.

4 Batimos los huevos, los añadimos al bol con la mezcla anterior, removemos bien y lo repartimos en los moldes de los muffins.

5 Horneamos a 180 °C durante 18-20 minutos o hasta que veamos que están listos. Los sacamos del horno y dejamos que se enfríen.

 Podemos congelarlos o guardarlos en la nevera 3-4 días.

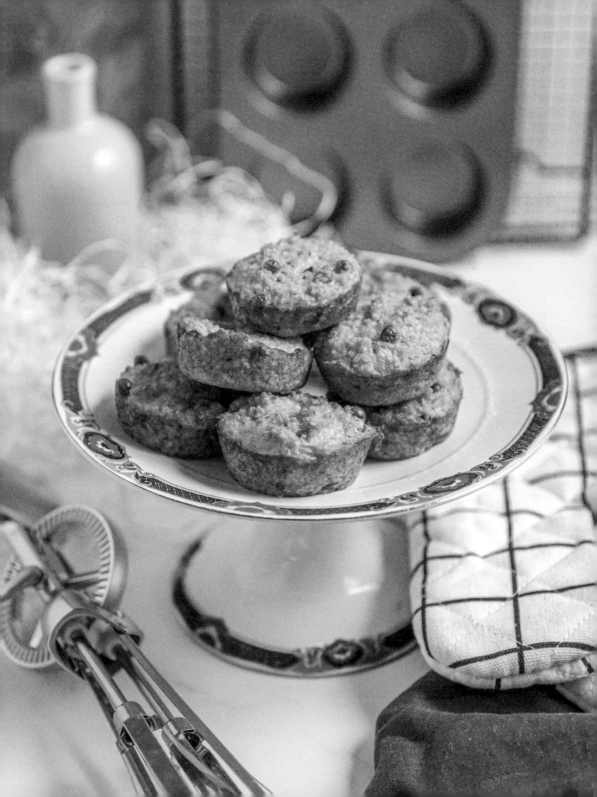

LA MEJOR HAMBURGUESA VEGETAL

  4

 SIN GLUTEN   SIN LACTOSA

Ingredientes

145 g de zanahoria rallada

100 g de calabaza rallada

50 g de cebolla roja en juliana

6 g de jengibre fresco picado

5 g de ajo picado

8 g de perejil fresco picado

60 g de queso rallado

100 g de harina de garbanzos

60 g de agua

1 cucharadita de postre de cúrcuma

1 cucharadita de postre de pimentón dulce

2 cucharadas soperas de AOVE

Sal y pimienta

Elaboración

❶ Preparamos y pesamos todos los ingredientes. En un bol ponemos la zanahoria y la calabaza ralladas, añadimos la cebolla en juliana, el jengibre, el ajo y el perejil picados y el queso rallado, y lo mezclamos todo bien.

❷ Añadimos la harina de garbanzos, las especias, la sal, el aceite y el agua y volvemos a mezclar.

❸ Tapamos con film y dejamos que repose unos 15 minutos en la nevera.

❹ A continuación, preparamos un sartén con aceite y con las manos hacemos las hamburguesas, dándoles forma. Se nos pegará la masa un poco, pero es normal; gracias a esa textura conseguimos que sean cremosas y jugosas, de lo contrario suelen quedar secas.

❺ Una vez hechas las hamburguesas, las hacemos a fuego medio en la sartén unos 5-6 minutos por cada lado. Veremos que se van tostando, compactando y dorando: ese es el punto exacto que queremos. Las retiramos de la sartén y ¡listo!

Opción vegana:
Sin duda es una de las mejores hamburguesas vegetales y, si la queremos totalmente vegana, no tenemos más que cambiar el queso por un queso vegano o añadir la misma cantidad de harina de garbanzos y sumarla a la anterior. Pero yo os recomiendo que si lo hacéis sea con queso rallado y para fundir vegano.

 Podemos acompañarlas de una ensalada, de unas patatas al horno, en un pan con su guarnición, con puré de verduras o como más nos guste.

 Se pueden congelar o guardar en un táper en la nevera unos 3-4 días.

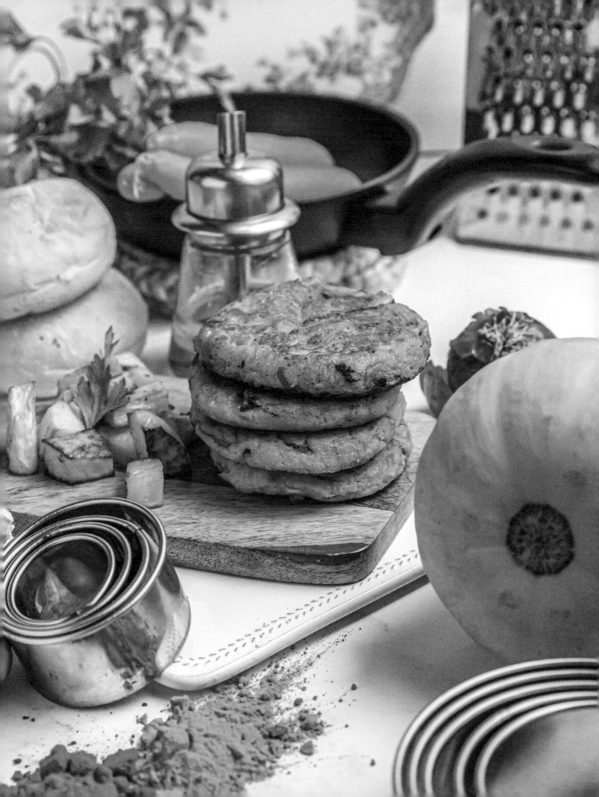

HAMBURGUESAS DE TERNERA, CALABACÍN Y ALBAHACA

👤 5-6

Ingredientes

500 g de ternera picada

200 g de calabacin

1 ajo

1 ramillete de hojas de albahaca fresca

5 cucharaditas de postre de copos de avena finos o harina

1 huevo

Sal y pimienta

AOVE

Elaboración

1. Rallamos el calabacin por la parte gruesa de un rallador y le quitamos el exceso de agua presionando con las manos. Picamos muy finamente el ajo y las hojas de albahaca sin el tallo. En un bol mezclamos la carne junto con el huevo, los copos de avena, la sal, la pimienta, el ajo, la albahaca y el calabacin hasta que se integren bien todos los ingredientes. Dejamos reposar la masa en la nevera durante 30 minutos.

2. Pasado este tiempo, formamos las hamburguesas con la ayuda de las manos untadas con un poco de AOVE para evitar que se nos peguen; primero formamos una bola y luego la aplanamos.

3. En una sartén con un poco de AOVE cocinamos las hamburguesas por ambos lados hasta que estén bien doradas y cocinadas por dentro. Podemos acompañarlas con el pan que más nos guste, hojas frescas de rúcula, cebolla salteada con AVOE, tomate seco en AOVE, queso mozzarella, etc.

Opción sin gluten: Sustituimos los copos de avena por copos de avena sin gluten o por la harina sin gluten que más nos guste.

Podemos conservarlas en la nevera sin cocinar durante 1-2 días máximo, o ya cocinadas durante 3-4 días bien tapadas. Si las congelamos, mejor sin cocinar, bien separadas con papel para que no se peguen unas con otras o de forma individual.

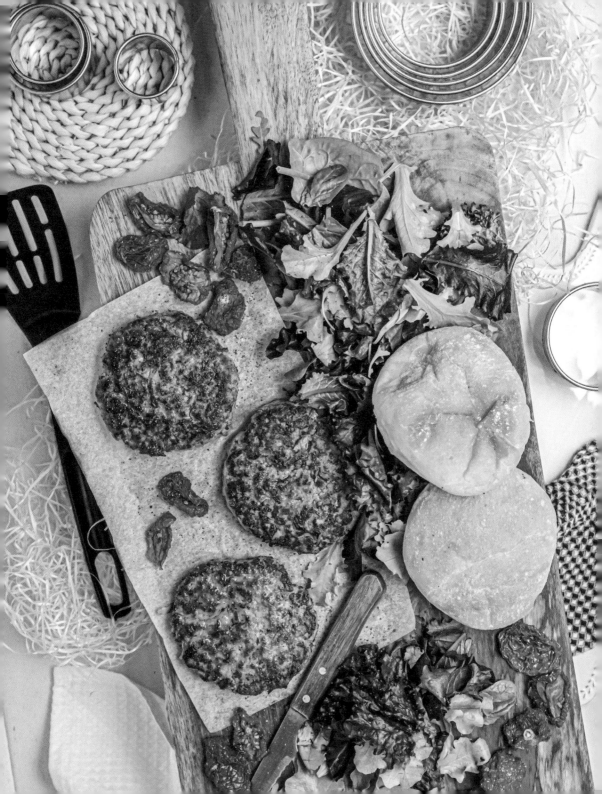

ESTOFADO DE TERNERA Y CALABAZA

  4

SIN GLUTEN   SIN LACTOSA

Ingredientes

400 g de tacos de ternera

1 cebolla

1 diente de ajo

600 ml de caldo de verduras

2 zanahorias

500 g de calabaza cacahuete

150 g de guisantes

Media cucharadita de café de tomillo

Sal y pimienta

AOVE

Elaboración

1. Ponemos al fuego una cazuela con 4 cucharadas de AOVE y salteamos la carne a fuego alto, dorándola para que no suelte sus jugos y no quede seca. Añadimos la cebolla y el ajo cortados muy finamente, removemos y salpimentamos al gusto.

2. Bajamos un poco el fuego y dejamos que la cebolla y el ajo se pochen. Agregamos el caldo de verduras. Cuando rompa a hervir, añadimos las zanahorias cortadas en rodajas no muy finas, de 1 cm aproximadamente, y dejamos cocer unos 20 minutos a fuego alto.

3. Pelamos la calabaza, la cortamos en dados y, junto con los guisantes, la añadimos a la olla y dejamos cocer durante 20 minutos más a fuego medio-bajo. Añadimos el tomillo, rectificamos de sal, lo dejamos cocer a fuego lento durante unos 20 minutos más, y ya estará listo para comer.

Opción vegana:
Sustituimos la ternera por tacos de seitán.

Podemos conservarlo en la nevera en un recipiente hermético durante 4 días. También lo podemos congelar ya cocinado.

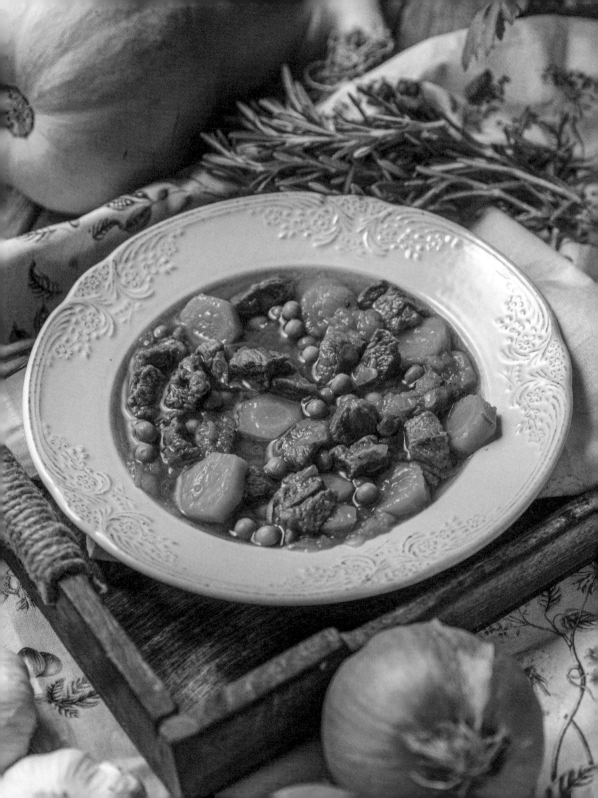

GUISO DE VENTRESCA DE BACALAO CON VERDURAS

👤4

🌿 SIN GLUTEN

🍼 SIN LACTOSA

Ingredientes

600 g de ventresca de bacalao

1 l de caldo de pescado, de verduras o agua

1 puerro grande

3 zanahorias

1 pimiento verde

1 pimiento rojo

2 patatas medianas

2 dientes de ajo

2 hojas de laurel

1 cucharadita de café de pimentón de la Vera

AOVE

Sal

Elaboración

1. Cortamos en dados pequeños el puerro, las zanahorias, el pimiento verde y el pimiento rojo. Pelamos las patatas y las reservamos.

2. En una olla con AOVE a fuego medio-bajo ponemos el ajo picado muy finamente, removemos un poco sin que se queme, añadimos todas las verduras, menos las patatas, y las rehogamos bien.

3. Mientras se hacen las verduras cortamos las patatas en trozos de unos 4 cm, las añadimos a la olla junto con el pimentón, las hojas de laurel, y agregamos el caldo de pescado o verduras y dejamos cocer a fuego lento durante 20 minutos. Añadimos el pescado troceado en tacos más grandes que las patatas, tapamos la olla y lo dejamos cocinar 10 minutos a fuego lento sin mover para que el pescado no se rompa, apagamos el fuego y, ¡listo!

Este guiso se puede conservar perfectamente en la nevera durante 3-4 días en un recipiente hermético.

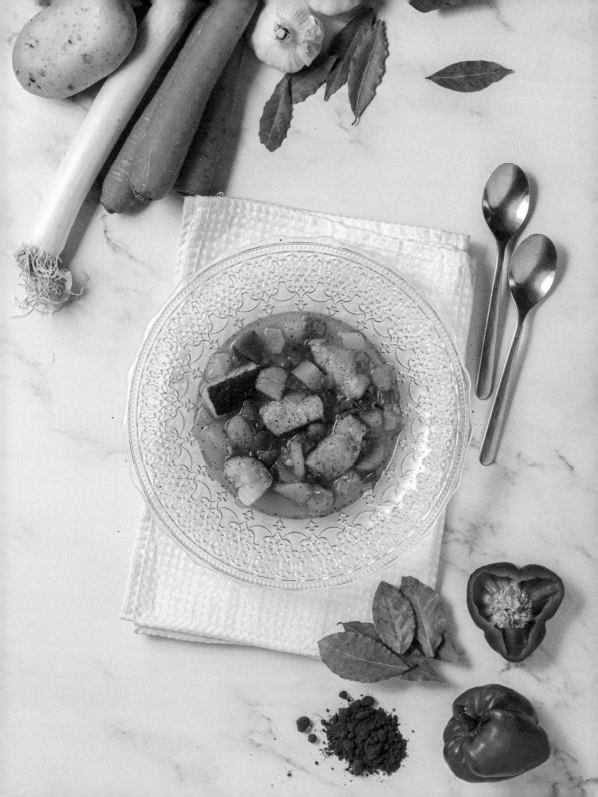

ALBÓNDIGAS DE MERLUZA

 4

SIN LACTOSA

Ingredientes

1 kg de merluza sin espinas y sin piel

Perejil picado

2 cucharadas soperas de pan rallado

1 huevo

4 tomates

½ puerro

1 cebolla

1 diente de ajo

100 ml de caldo de pescado, de verduras o agua

Almendras tostadas picadas o fileteadas

AOVE

Sal y pimienta

Elaboración

1. Trituramos la merluza en el procesador hasta que quede bien picada; a continuación, añadimos el perejil picado, las dos cucharadas de pan rallado y el huevo, salpimentamos y trituramos hasta que se integre todo bien. Dejamos reposar la masa unos 15 minutos en la nevera. Pasado este tiempo le damos forma de albóndigas con ayuda de las manos y las marcamos en una sartén con un poco de AOVE hasta que queden bien selladas. Las apartamos del fuego y reservamos.

2. Troceamos los tomates en cuartos; pelamos la cebolla y el ajo y los picamos muy finos junto con el puerro. Calentamos unas tres cucharadas soperas de AOVE en una olla, añadimos la cebolla, el puerro y el ajo y pochamos durante 10 minutos. Agregamos el tomate, salpimentamos y dejamos cocer unos 5 minutos más. Añadimos el caldo o el agua y dejamos reducir a fuego lento unos 10 minutos. Trituramos la salsa, añadimos las albóndigas y cocinamos otros 10 minutos, y ya estarían listas para comer.

3. Servimos las albóndigas con la salsa, el perejil picado y las almendras picadas por encima.

Opción sin gluten:
Sustituimos las dos cucharadas de pan rallado por harina sin gluten o pan rallado sin gluten.

Podemos conservar las albóndigas ya cocinadas en la nevera en un recipiente hermético durante 3-4 días. También podemos congelarlas ya cocinadas con la salsa o en crudo en una bandeja o recipiente sin que se toquen unas con otras. La salsa se puede congelar aparte. Así, el mismo día que vayamos a consumirlas, las cocinamos y unificamos con la salsa.

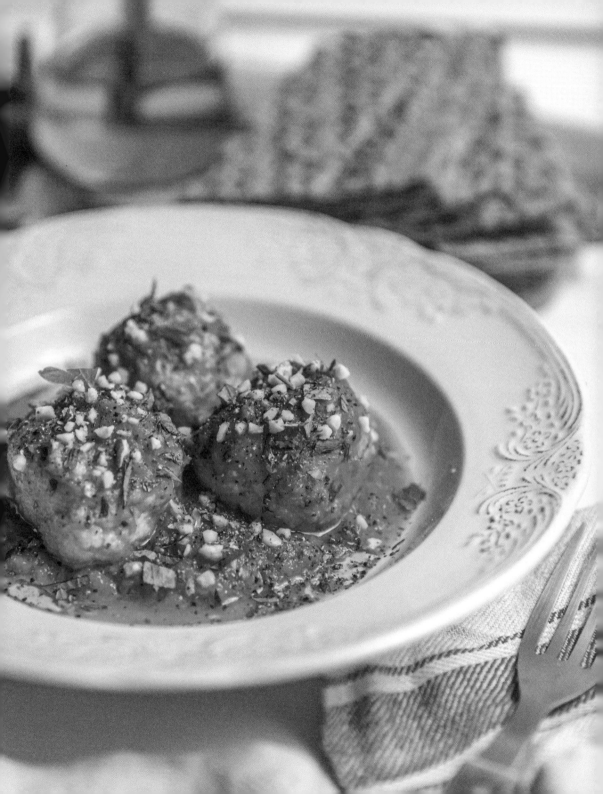

MERLUZA AL HORNO EN SALSA VERDE Y PATATAS PANADERAS

Ingredientes

1 kg de merluza en lomos

1 cebolla grande

2 pimientos verdes italianos

4 patatas

2 dientes de ajo

600 ml de caldo de pescado, de verduras o agua

1 manojo de perejil

El jugo de medio limón

AOVE

Sal y pimienta

Elaboración

1. Pelamos las patatas y las cortamos en rodajas muy finas y cortamos los pimientos y la cebolla en juliana. Ponemos las verduras en una bandeja de horno, salpimentamos, añadimos 4-5 cucharadas soperas de AOVE, añadimos el caldo o el agua y removemos muy bien, procurando dejar bien extendidas las verduras en la bandeja. Las asamos en el horno precalentado a 180 °C unos 15 minutos o hasta que las patatas estén blanditas.

2. En un mortero, hacemos una majada con el ajo, la sal y el perejil, y cuando lo tengamos todo bien picado añadimos dos cucharadas soperas de AOVE, el jugo del medio limón, mezclamos un poco y reservamos.

3. Cuando tengamos listas las patatas, colocamos los lomos de merluza, los bañamos con la salsa de perejil y horneamos durante unos 10 minutos más, dependiendo del grosor de la merluza, procurando que no quede reseca.

 Podemos conservar la merluza ya preparada en la nevera durante 4 días en un recipiente hermético.

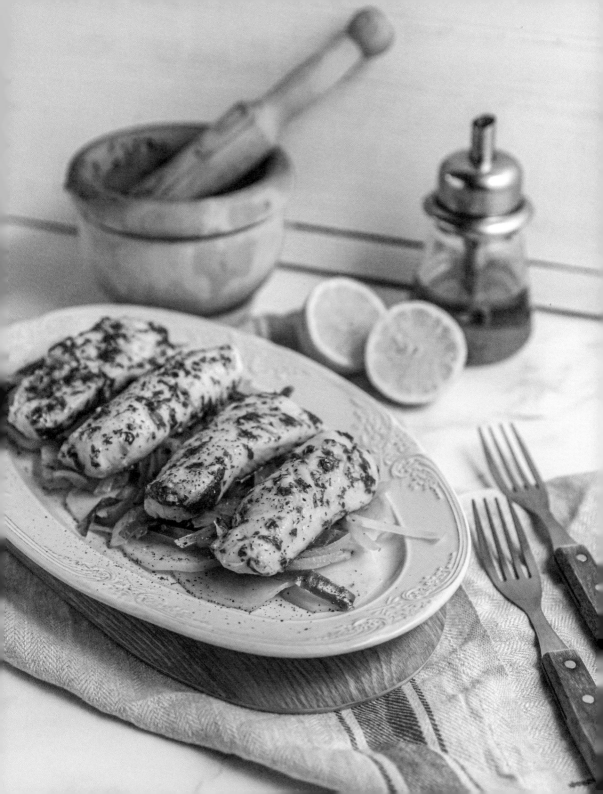

BOQUERONES AL HORNO CON AJO Y PEREJIL

 4

 SIN GLUTEN SIN LACTOSA

Ingredientes

1 kg de boquerones

200 g de pan rallado

3 cucharadas soperas de alcaparras

Perejil picado

1 diente de ajo

La ralladura de la piel de un limón

El jugo de medio limón

Sal y pimienta

4 cucharadas soperas de AOVE

Elaboración

1. Limpiamos y quitamos las espinas de los boquerones, los lavamos con cuidado y los colocamos en un plato o bandeja donde queden bien extendidos. En un cuenco mezclamos el aceite con el jugo y la ralladura del limón y agregamos esta mezcla por encima de los boquerones.

2. Picamos muy finamente las alcaparras, el ajo, el perejil y lo mezclamos con el pan rallado. Salpimentamos la mezcla.

3. Precalentamos el horno a 180 °C.

4. Rebozamos los boquerones con la mezcla del pan rallado haciendo presión con las manos para que se adhiera.

5. Horneamos los boquerones durante 10-15 minutos, según el tamaño, con cuidado de que no queden resecos.

Opción sin gluten: Sustituimos el pan rallado por harina de garbanzos, harina de maíz o pan rallado sin gluten.

Los boquerones ya cocinados se conservan en la nevera durante 3 días. Se pueden congelar rebozados en un recipiente bien extendidos sin tocarse unos con otros o separándolos en capas con papel de horno.

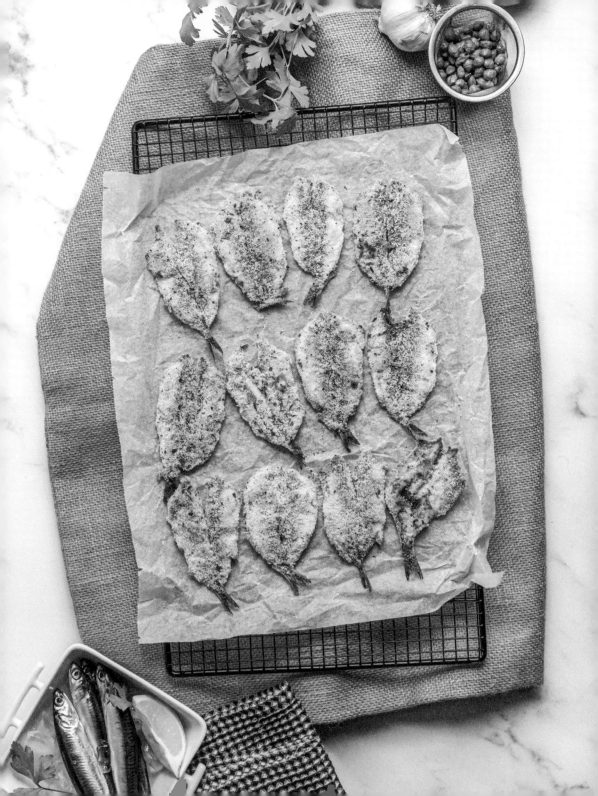

AREPAS DE BONIATO

👤6 🌿VEGANA
🌿SIN GLUTEN 🍼SIN LACTOSA

Ingredientes

2 boniatos medianos

½ cucharadita de café de cúrcuma en polvo

120 g de harina de maíz para arepas

240 ml de agua

Sal y pimienta

Posibles rellenos

Aguacate, pollo desmigado, tomate en rodajas, lechuga, queso

Pico de gallo con pollo

Revuelto de tofu con verduras

Ensaladilla vegana de garbanzos y mayonesa de soja

Escalivada

Elaboración

1. Cocinamos en el horno los boniatos con piel hasta que queden blandos. También los podemos cocinar en el microondas en un bol, troceados y tapados con papel film durante 10-15 minutos a máxima potencia.

2. Una vez cocidos los boniatos, los trituramos con el agua, la cúrcuma, la sal y la pimienta hasta hacer un puré. A continuación, en un bol iremos incorporando la harina de maíz al puré poco a poco, amasando hasta que quede una masa homogénea y sin grumos. Si la masa se nos pega mucho a las manos, añadiremos progresivamente más harina hasta conseguir que no se nos pegue. En este punto la masa ya estará lista. La tapamos y la dejamos reposar 30 minutos.

3. Para hacer las arepas cogemos una pequeña porción de la masa, como el tamaño de una pelota de golf, la hacemos bolas con las manos y luego la aplanamos hasta que quede un grosor de 1 cm. Calentamos una plancha o sartén antiadherente y cocinamos las arepas a fuego bajo hasta que queden bien doradas, les damos la vuelta y las cocinamos por el otro lado.

4. Cuando tengamos las arepas listas, las abrimos con cuidado como un pan de pita y las rellenamos con lo que más nos guste.

 Podemos conservar las arepas en la nevera durante 2-3 días ya cocinadas, en un táper.

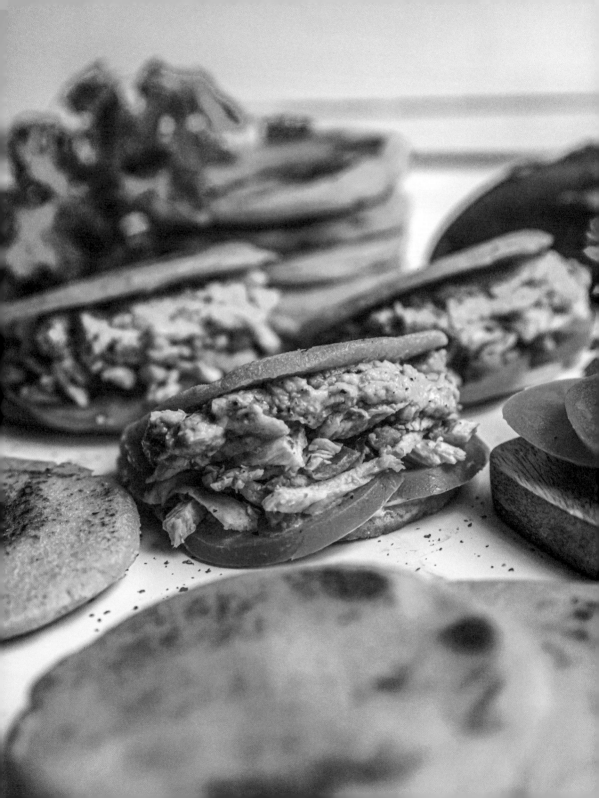

QUESADILLAS VEGANAS

 4 **VEGANA**

 SIN GLUTEN **SIN LACTOSA**

Ingredientes

8 tortillas de maíz (de trigo integral o de mezcla de cereales)

60 g de soja texturizada

1 cebolla

1 diente de ajo

1 cucharada de postre de pimentón dulce, de la Vera o picante

½ cucharadita de café de comino en polvo

Hierbas aromáticas al gusto (orégano, albahaca, tomillo, romero)

4 cucharadas soperas de salsa de tomate natural

Queso vegano rallado o en lonchas

AOVE

Sal y pimienta

Elaboración

1. Hidratamos la soja texturizada cubriéndola con agua caliente en un recipiente durante 20 minutos.

2. Mientras la soja se hidrata, pelamos y cortamos la cebolla en daditos muy pequeños, la ponemos en una sartén con un poco de AOVE y la salteamos hasta que quede bien dorada. Pelamos el ajo, lo picamos y lo añadimos a la cebolla, dejamos cocinar 5 minutos; añadimos el pimentón, el comino y las hierbas aromáticas, salpimentamos y removemos bien. A continuación, agregamos la salsa de tomate, removemos y cocinamos durante 5 minutos a fuego medio-bajo.

3. Colamos la soja texturizada, la añadimos a la sartén, removemos y dejamos que se cocine todo poco a poco a fuego lento hasta que reduzca la salsa de tomate.

4. Para preparar las quesadillas, colocamos en una plancha o sartén bien caliente una tortilla, añadimos el queso y unas 3-4 cucharadas de la soja texturizada, lo repartimos bien por toda la base de la tortilla y tapamos con otra tortilla; dejamos que se dore unos minutos, le damos la vuelta con cuidado de que no se desmonte y dejamos dorar otro par de minutos.

 Servimos las quesadillas cortadas en 4 o 6 porciones. Las podemos acompañar con pico de gallo o guacamole casero.

 Para conservar las tortillas es mejor cocinar el relleno y tenerlo guardado en un recipiente hermético en la nevera durante 4-5 días, o en el congelador para tenerlo listo y hacer las quesadillas en el mismo momento que las vayamos a consumir.

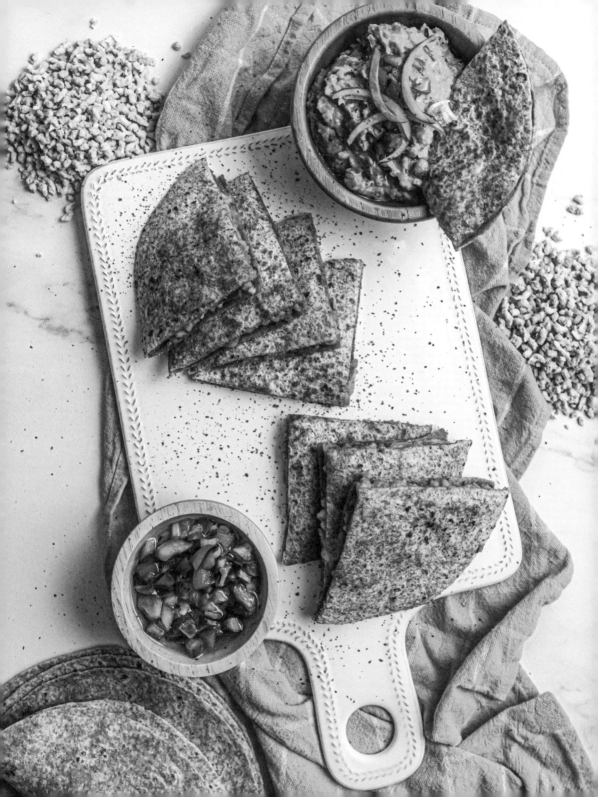

SOPA DE AJO Y PUERRO

👤4 🌿VEGANA

SIN GLUTEN SIN LACTOSA

Ingredientes

4 dientes de ajo

1 puerro grande o dos pequeños

1 cucharadita de postre de pimentón dulce o de la Vera

800 ml de caldo de verduras o de agua

AOVE

Sal y pimienta

Elaboración

1. Pelamos y cortamos los ajos en láminas muy finas. Limpiamos el puerro sin quitarle la parte verde y lo cortamos en rodajas muy finas.

2. Calentamos a fuego medio en una olla 3-4 cucharadas soperas de AOVE, agregamos los ajos laminados y los doramos con cuidado de que no se quemen; cuando estén dorados añadimos el puerro, salpimentamos al gusto y lo rehogamos hasta que quede bien pochado y transparente. Añadimos el pimentón y lo removemos un poco. A continuación, vertemos el caldo de verduras y lo dejamos hervir durante 20-25 minutos a fuego medio-alto. Si usamos agua para hacer sopa la dejaremos cocer más tiempo hasta que tengamos un caldo rico y con sabor.

Servimos la sopa en cuencos individuales. Podemos añadir tostas de pan gratinadas con queso, huevo duro picado, huevo poché o daditos de tofu salteados.

La sopa aguanta perfectamente en la nevera durante 3-4 días y se puede congelar sin problema.

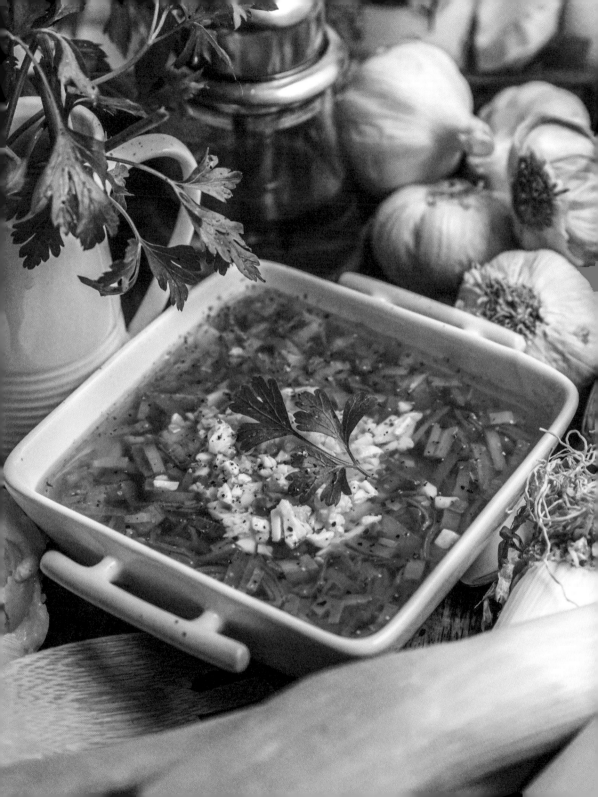

ARROZ A LA CUBANA A MI MANERA

 4

Ingredientes

Para cocer el arroz

400 g de arroz

1 hoja de laurel

2 dientes de ajo

Sal y pimienta

Para la salsa de tomate

2 kg de tomates maduros tipo pera

1 cebolla

2 dientes de ajo

1 puerro

¼ de calabaza

4 plátanos

4 huevos

1 cucharada sopera de pimentón dulce

1 cucharada sopera de orégano o romero o albahaca (opcional)

Una pizca de canela

Una pizca de sal

AOVE

Elaboración

1. Cocemos el arroz: ponemos agua a hervir con todos los ingredientes menos el arroz y cuando arranque a hervir lo añadimos. Lo cocemos 11-15 minutos, lo colamos, dejamos enfriar y reservamos.

2. Para nuestra salsa de tomate, hacemos un sofrito con la cebolla, el ajo, el puerro, el AOVE, una pizca de sal y lo cocinamos durante 10-15 minutos hasta que esté dorado, así la cebolla irá cogiendo dulzura. Mientras, trituramos los tomates y cortamos la calabaza en cuadraditos.

3. Una vez hecho el sofrito, le añadimos el pimentón, los tomates y la calabaza, tapamos la olla y dejamos que vaya cociendo a fuego medio durante unos 30 minutos. Pasado este tiempo, pasamos el contenido de la olla por un robot de cocina y lo trituramos hasta que quede bien fino.

4. Lo volvemos a verter a la olla y cocinamos de nuevo a fuego medio 20 minutos más, removiéndolo de vez en cuando para que no se pegue. Así se irá reduciendo, concentrando, y soltando todo el dulzor del tomate, la cebolla y la calabaza. Añadimos el romero o el orégano, incluso albahaca, y estará listo para comer. Guardar en la nevera o congelar.

5. Para montar el plato, ponemos una base de arroz y vertemos por encima la salsa de tomate al gusto. Cortamos los plátanos en rodajas, los pasamos por la sartén con un poco de aceite y reservamos. En la misma sartén hacemos un huevo revuelto y cuando esté listo le añadimos los plátanos, mezclamos y terminamos el plato. Espolvoreamos más hierbas, como orégano o albahaca, una pizca de canela y ¡listo!

 Podemos hacer una salsa de tomate frito casera o comprarla ya hecha. Pero esta receta con calabaza le aporta dulzor y rebaja la acidez del tomate. El resultado: un rico arroz a la cubana un poco diferente.

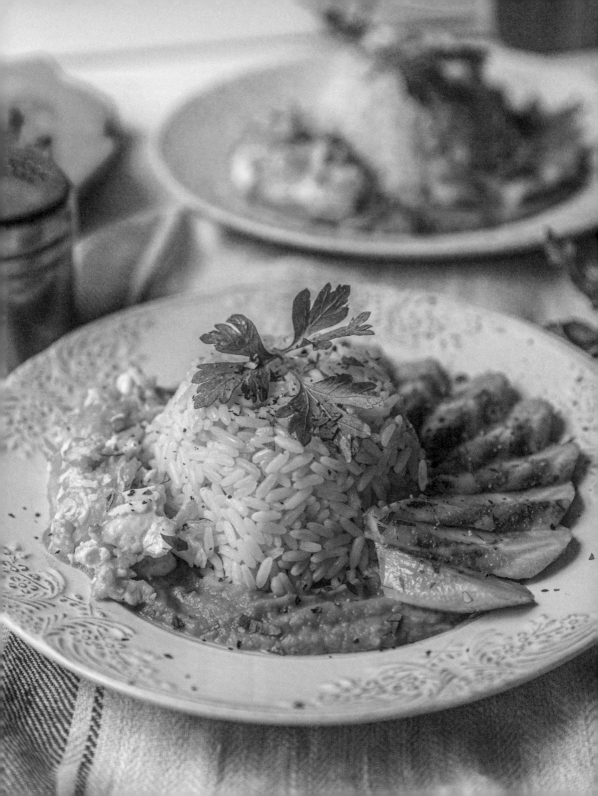

CAZUELITA DE FIDEOS CON HUEVOS POCHÉ Y CHAMPIÑONES

👤4

🍶 SIN LACTOSA

Ingredientes

4 cebollas

1 l de caldo casero de verduras o de pollo

200 g de champiñones

4 cucharadas soperas de fideos

Cebollino o perejil picado

4 huevos

Vinagre

AOVE

Sal y pimienta

Elaboración

1. Pelamos las cebollas y las cortamos en juliana. En una olla con 4 cucharadas de AOVE rehogamos la cebolla con una pizca de sal a fuego mínimo con tapa durante unos 15 minutos para que suelte todo su dulzor.

2. Agregamos el caldo de pollo o verduras y lo dejamos a fuego medio hasta que hierva. Mientras tanto limpiamos y laminamos los champiñones, los añadimos a la sopa y dejamos cocer 10 minutos más a fuego bajo. Corregimos de sal. Añadimos los fideos y los dejamos cocer el tiempo indicado en el envase.

3. Haremos los huevos poché. La técnica consiste en cocinar el huevo (sin cáscara) en agua ligeramente hirviendo. Lo aconsejable es hacerlo con huevos que sean lo más frescos posible. Si no, el truco sería añadir un chorro de vinagre en el agua, para que la clara y la yema no se separen. Los tendremos unos 4 minutos con cuidado de que el agua rompa a hervir ya que, si no, los huevos se nos podrían romper del todo. Luego los reservaremos.

4. Cuando los fideos estén cocidos, servimos la sopa en cuencos individuales y añadimos un huevo en cada uno y perejil o cebollino.

Opción vegana:
Sustituimos el huevo por trocitos de tofu, o simplemente se puede comer la sopa con los fideos; estará igual de rica.

Podemos conservar la sopa en la nevera durante 3-4 días sin el huevo. También podemos congelar la sopa sin el huevo.

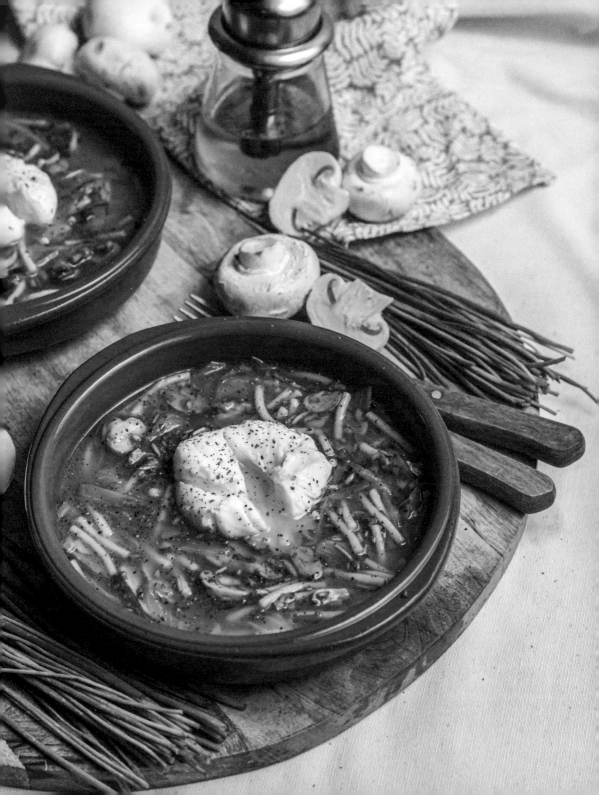

ESPINACAS A LA CREMA

 4

SIN GLUTEN

Ingredientes

300 g de espinacas
congeladas o frescas

1 cebolla

2 dientes de ajo

1 cucharada sopera de harina
integral de arroz o Maizena®

225 g de crema de queso
fresco

100 ml de leche entera
o de soja

40 g de pasas

20 g de piñones

100 g de queso rallado

Sal y pimienta

AOVE

Elaboración

1. Si las espinacas son congeladas, las descongelamos y les quitamos el exceso de agua.

2. Pelamos y cortamos la cebolla muy fina y picamos el ajo. En una sartén con un poco de AOVE pochamos a fuego medio el ajo con la cebolla. Añadimos la harina y cocinamos durante 2-3 minutos sin parar de remover. A continuación, agregamos el queso crema y dejamos que se funda un poco removiendo de vez en cuando; añadimos la leche y cocinamos unos minutos a fuego bajo. Incorporamos las espinacas, las pasas, los piñones y mezclamos hasta que se integren bien con la crema.

3. Pasamos las espinacas a una cazuela, bandeja de cristal o cazuelitas individuales, esparcimos el queso rallado por encima y gratinamos en el horno precalentado a 200 °C hasta que el queso se dore.

Opción vegana:
Sustituimos los quesos por el queso vegano que más nos guste.

Podemos guardar las espinacas en la nevera ya cocinadas durante 4-5 días y en el congelador sin gratinar en cazuelitas individuales, o ya preparadas en la bandeja con la que vayamos a hornearlas.

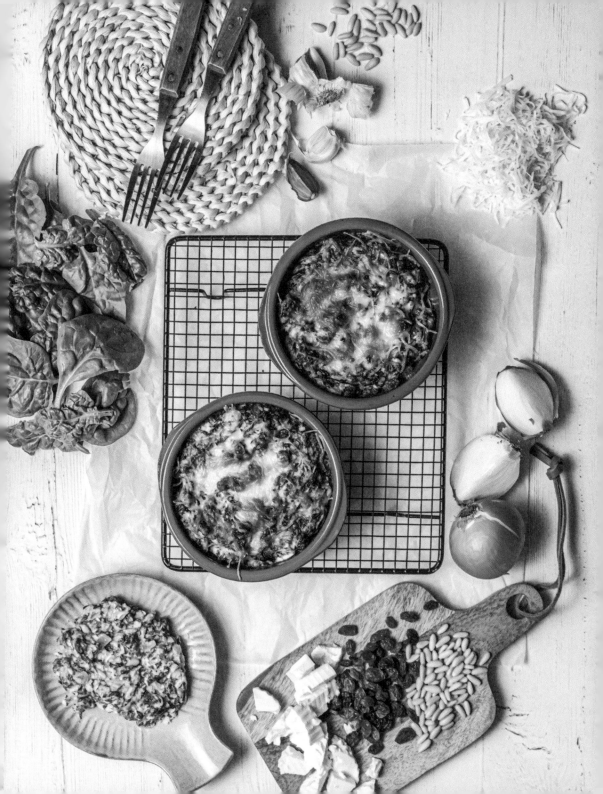

ESPÁRRAGOS MIMOSA

👤 4

SIN GLUTEN

Ingredientes

- 2 manojos de espárragos trigueros
- 2 huevos cocidos
- ½ cebolleta
- 1 cucharada sopera de vinagre de manzana
- 2 cucharadas de postre de mostaza antigua
- 4-5 cucharadas soperas de yogur natural o de soja
- Sal y pimienta
- 3 cucharadas soperas de AOVE

Elaboración

1. Picamos los huevos duros y reservamos.

2. Picamos la cebolleta y la vertemos en un cuenco con el vinagre, la mostaza, el yogur y el AOVE, salpimentamos, mezclamos muy bien y reservamos.

3. Lavamos y quitamos la parte dura de los espárragos. Calentamos una sartén o plancha a fuego fuerte y cuando esté caliente salteamos los espárragos con un poco de AOVE hasta que queden tostados y tiernos.

4. Los servimos en una fuente, añadimos la salsa por encima, el huevo picado, y ya están listos para comer.

Podemos hacer la salsa y conservarla en la nevera durante 2-3 días; los espárragos es mejor cocinarlos en el momento.

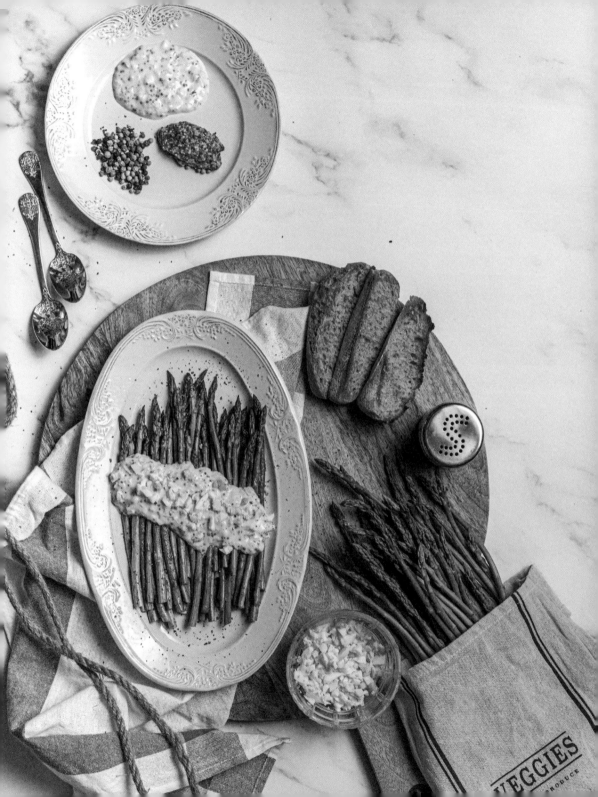

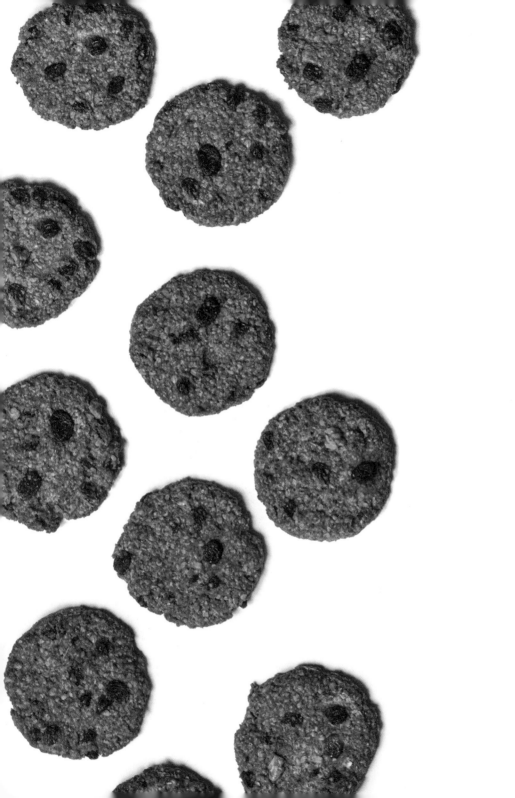

Domingos en familia

. . . .

ROLLITOS DE POLLO CON BERENJENA, TOMATE Y MOZZARELLA

👤4

🌿 SIN GLUTEN

Ingredientes

2 pechugas de pollo fileteadas

1 berenjena

1 pieza de mozzarella fresca

2 tomates maduros

Salsa de tomate casera o sin azúcar

Albahaca fresca

Parmesano rallado

Sal y pimienta

AOVE

Elaboración

1. Cortamos la berenjena en láminas muy finas, las cocinamos a la plancha con un poco de AOVE y reservamos. Marcamos las pechugas de pollo en una sartén o en la misma plancha que las berenjenas. Cortamos el tomate y la mozzarella en rodajas.

2. Formamos los rollitos: empezamos con una pechuga de pollo y encima ponemos una lámina de berenjena, dos rodajas de tomate, una rodaja de mozzarella y una hoja de albahaca fresca, por este orden, después salpimentamos, los enrollamos y pinchamos con un palillo para que no se desmonten.

3. Precalentamos el horno a 200 °C. En una bandeja extendemos una capa fina de salsa de tomate, a continuación colocamos los rollitos de pollo, añadimos un poco más de salsa de tomate por encima y finalmente espolvoreamos el queso parmesano. Horneamos hasta que la mozzarella se funda y el queso parmesano se gratine.

Podemos conservar los rollitos en la nevera ya horneados durante 2-3 días.

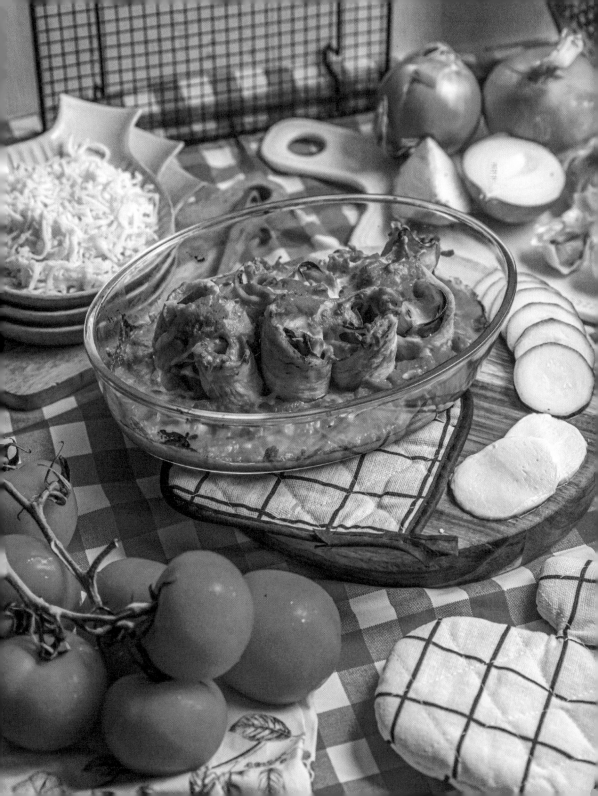

HUEVOS RELLENOS CON AGUACATE

 20

Ingredientes

10 huevos

1 pimiento verde picado

1 cebolla tierna picada

2 zanahorias picadas finas

1 aguacate chafado

1 diente de ajo picado

1 cucharadita de café de nuez moscada

1 cucharadita de café de pimentón dulce

1 cucharadita de café de cúrcuma

Mahonesa de soja o de huevo

Sal y pimienta

AOVE

Elaboración

1. Cocemos los huevos, dejamos que se enfrien, los pelamos y partimos por la mitad. Le quitamos la yema, la ponemos en un bol y reservamos la clara.

2. Chafamos la yema, le añadimos todos los ingredientes picados y removemos bien. A continuación, agregamos las especias, la sal, la pimienta, el AOVE, y seguimos mezclando. Incorporamos un par de cucharadas de mahonesa y el aguacate y lo terminamos de mezclar bien hasta que quede homogéneo.

3. Rellenamos las claras con la mezcla, las disponemos en una bandeja y dejamos enfriar.

4. Decoramos con mahonesa y pimentón dulce y ¡listo!

 Estos huevos rellenos con aguacate se conservan bien en la nevera un par de días.

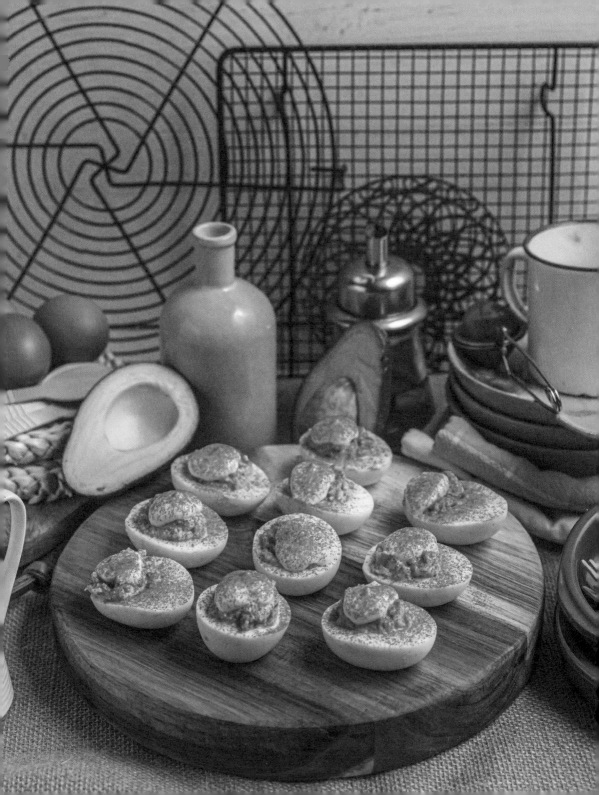

HUEVOS AL HORNO CON PISTO DE VERDURAS

 4

SIN GLUTEN SIN LACTOSA

Ingredientes

1 berenjena

1 calabacin

½ pimiento rojo

1 pimiento verde

1 cebolla

500 g de tomate natural triturado

Perejil picado

1 o 2 huevos por persona

AOVE

Sal y pimienta

Elaboración

1. Cortamos la cebolla, el calabacin, la berenjena, el pimiento rojo y el pimiento verde.

2. En una sartén con un poco de AOVE pochamos la cebolla; añadimos el pimiento rojo y el pimiento verde y rehogamos unos 10 minutos; agregamos el calabacín y la berenjena y dejamos que se cocinen unos 10 minutos más; finalmente, añadimos la salsa de tomate, mezclamos bien y lo dejamos a fuego medio-bajo hasta que la salsa de tomate se reduzca. Rectificamos de sal.

3. Precalentamos el horno a 180 °C. Ponemos el pisto en una bandeja apta para horno o en cazuelitas individuales. Con la ayuda de una cuchara formamos huecos en el pisto; cascamos los huevos y los vertemos en los huecos que hemos preparado. Horneamos hasta que las claras se cuajen.

4. Lo sacamos del horno, salpimentamos, esparcimos el perejil picado por encima y servimos.

Opción vegana:
Sustituimos los huevos por tofu en filetes, que hornearemos con el pisto para que se empape bien con la salsa y quede sabroso.

 El pisto puede congelarse en un recipiente hermético o conservarse en la nevera durante 3-4 días sin los huevos. Se pueden elaborar otras recetas con esta salsa o bien hornearlo con los huevos el mismo día que lo vayamos a consumir.

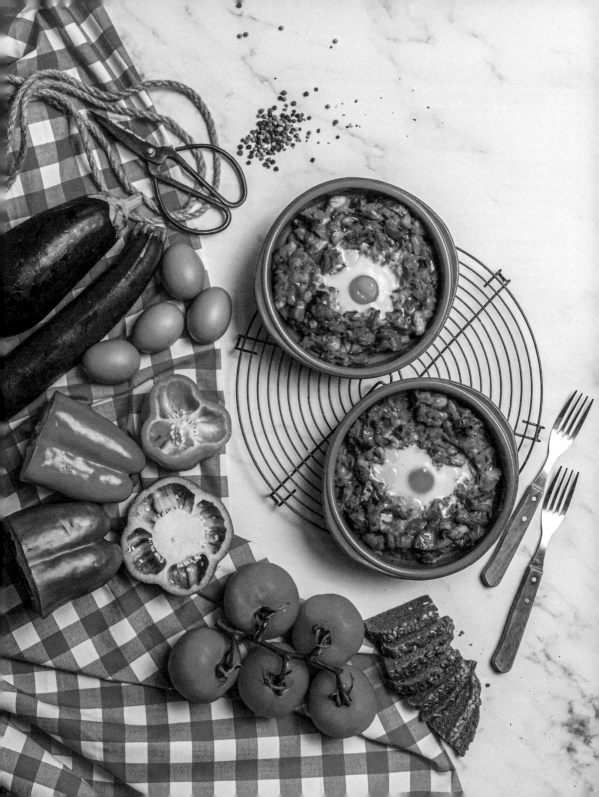

PASTELITOS DE SALMÓN CON SALSA DE QUESO Y CEBOLLINO

 4

Ingredientes

300 g de lomo de salmón

1 calabacin

1 zanahoria

1 puerro

3 huevos

2 cucharadas soperas de harina integral

½ cucharadita de café de levadura en polvo

250 ml de leche entera o bebida de soja

Eneldo fresco o perejil picado

200 g de queso fresco batido

Cebollino

AOVE

Sal y pimienta

Elaboración

1. Quitamos la piel y las espinas del salmón, lo cortamos en dados pequeños y reservamos.

2. Rallamos el calabacin y la zanahoria por la parte gruesa de un rallador o los trituramos en el procesador por separado hasta que queden bien picados. Si el calabacin suelta agua, la quitamos presionando con la ayuda de las manos. Picamos el puerro muy fino.

3. Batimos los huevos con la leche o la bebida vegetal, la harina y la levadura tamizada hasta que no queden grumos, añadimos las verduras y el salmón, salpimentamos y mezclamos.

4. Precalentamos el horno. Engrasamos con AOVE moldes para magdalenas o una bandeja de muffins, rellenamos el recipiente con la mezcla hasta cubrir ⅓ de su capacidad y horneamos durante 20 minutos a 180 °C.

5. Para preparar la salsa de queso, picamos el cebollino muy fino y lo mezclamos en un cuenco con el queso batido y una pizca de sal hasta que esté todo bien integrado.

Opción sin gluten: Sustituimos la harina integral por harina de maíz o de arroz.

 Cuando los pastelitos estén listos, los servimos en un plato o fuente acompañados con la salsa de queso aparte.

 Se pueden congelar los pastelitos ya cocinados o los podemos conservar en la nevera durante 4 o 5 días en un recipiente hermético.

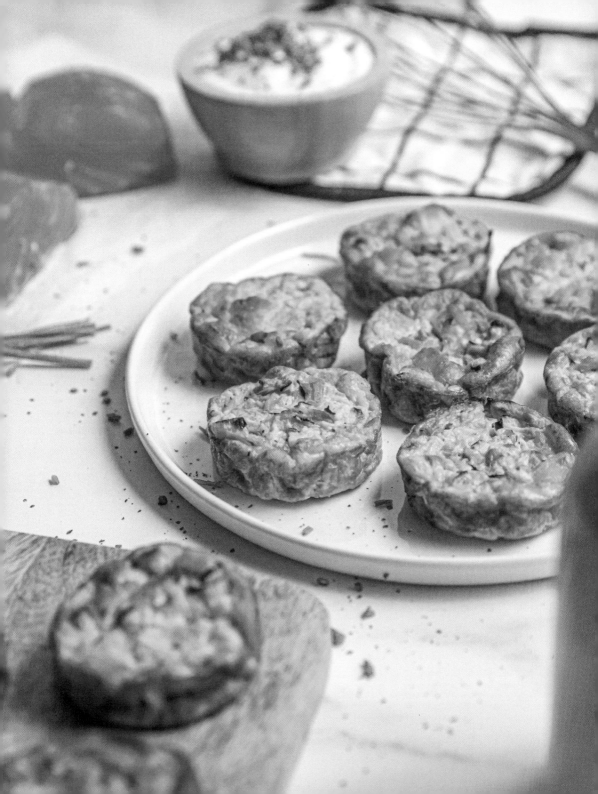

ALBÓNDIGAS DE TERNERA CON SALSA DE ZANAHORIA

 4

SIN LACTOSA

Ingredientes

Para las albóndigas

1 ½ kg de carne de ternera picada

1 huevo

1 cucharada sopera de pan rallado

1 diente de ajo

Perejil fresco picado

Harina

AOVE

Sal y pimienta

Para la salsa

1 cebolla

3 zanahorias

2 vasos de caldo de verduras o agua

Sal y pimienta

½ cucharadita de café de cúrcuma en polvo

Opción sin gluten:
Sustituimos la harina y el pan rallado por harina sin gluten y pan rallado sin gluten.

Opción vegana:
Sustituimos la carne por tacos de seitán.

Elaboración

1. En un bol mezclamos la carne picada con el huevo, el pan rallado, el ajo picado, el perejil, la sal y la pimienta. A continuación, cogemos pequeñas porciones de la mezcla y hacemos bolas con ayuda de las manos, las pasamos por harina y las marcamos en una sartén con un poco de AOVE. Retiramos del fuego y reservamos.

2. Para la salsa, picamos finamente la cebolla y troceamos la zanahoria. En una sartén con un poco de AOVE pochamos a fuego medio-alto la cebolla hasta que adquiera un color dorado y quede bien pochada. En ese momento añadimos la zanahoria y la cocinamos unos 5 minutos bajando un poco el fuego, añadimos la cúrcuma, removemos un poco y añadimos los dos vasos de agua o de caldo. Dejamos que se cocine a fuego medio unos 20 minutos y corregimos de sal. Trituramos con la ayuda de una batidora hasta que quede una salsa fina.

3. Ponemos en una olla la salsa y las albóndigas y lo cocinamos todo junto unos 10-15 minutos a fuego suave. Podemos servir las albóndigas acompañadas de patatas al horno especiadas o un poco de ensalada verde.

Las albóndigas pueden congelarse ya cocinadas junto con la salsa. Cocinadas, también aguantan perfectamente en el frigorífico 4 o 5 días en un recipiente hermético.

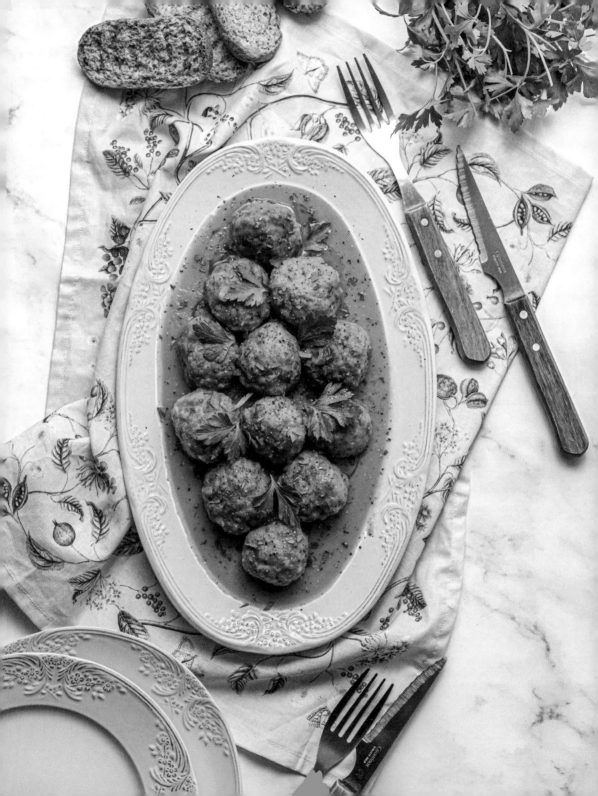

CANELONES DE TERNERA Y COLIFLOR

Ingredientes

18 placas de pasta para canelones

400 g de carne de ternera picada

2 cebollas

6 champiñones

1 calabacín pequeño

2 dientes de ajo

1 coliflor pequeña o ½ grande

350 ml de leche entera o vegetal

½ cucharadita de café de nuez moscada

Queso rallado para gratinar

AOVE

Sal y pimienta

Elaboración

1. Para elaborar el relleno de los canelones, cortamos una cebolla y el calabacín en dados muy pequeños y picamos el ajo y los champiñones. En una sartén con unas cucharadas de AOVE salteamos la cebolla hasta quede bien dorada; incorporamos el ajo, lo cocinamos; añadimos los champiñones y el calabacín y dejamos que las verduras se cocinen poco a poco durante unos 15 minutos. Añadimos la carne picada, salpimentamos y dejamos que se cocine bien removiendo y separando con la cuchara para que no queden trozos muy grandes de carne. Cuando la tengamos cocinada, la apartamos del fuego y reservamos.

2. Para la bechamel de coliflor, lavamos y cortamos la coliflor en trozos medianos. Picamos la otra cebolla muy finamente. En una olla doramos la cebolla con un poco de AOVE y cuando quede bien dorada añadimos la coliflor, la nuez moscada, sal y la leche, y dejamos que hierva durante 10 minutos, hasta que la coliflor quede tierna. Trituramos con la batidora hasta obtener una crema fina y sin grumos. Si nos queda muy espesa, podemos añadir un poco más de leche hasta obtener la textura deseada.

3. Cocemos la pasta de los canelones o la dejamos en remojo según las indicaciones del fabricante. Rellenamos los canelones con una cucharada del relleno y los colocamos en una fuente de horno donde habremos puesto una pequeña base de la bechamel para que no se peguen. Cuando tengamos todos los canelones colocados, cubrimos con la bechamel, añadimos el queso rallado por encima y los horneamos unos 20 minutos a 180 °C.

Opción vegana: Sustituimos la carne por soja texturizada hidratada, tofu o seitán picado finamente.

Los canelones ya preparados sin cocinar se conservan en la nevera durante 2-3 días, y ya horneados, durante 4-5 días. Se pueden congelar ya preparados y hornear antes de consumirlos.

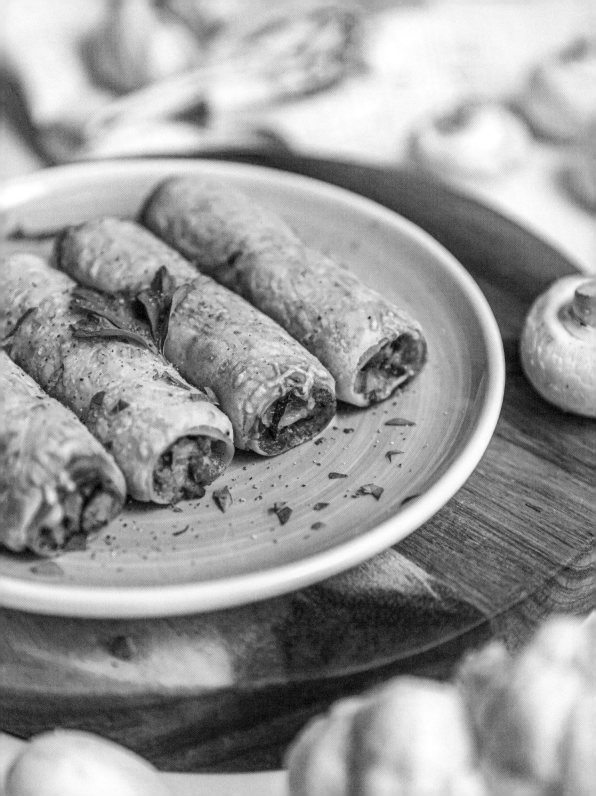

PASTEL GRATINADO DE GALLINETA Y PATATA

 4

SIN GLUTEN

Ingredientes

600 g de filetes de gallineta

5 patatas medianas

1 cebolla

½ puerro

2 zanahorias

40 g de judías verdes bobby

30 g de guisantes

50 g de queso crema

Queso rallado para gratinar

AOVE

Sal y pimienta

Elaboración

1. Pelamos y cortamos las patatas en trozos iguales y las cocemos en una olla con abundante agua hasta que queden blandas, las escurrimos y reservamos un poco del caldo de la cocción.

2. Picamos la cebolla y el puerro muy finamente, cortamos las zanahorias en daditos y lo pochamos todo junto en una sartén a fuego medio con un poco de AOVE. Añadimos las judías cortadas en rodajas muy finitas y los guisantes y cocinamos 10 minutos más.

3. Troceamos la gallineta en dados, sin piel y sin espinas, y la añadimos a la sartén donde tenemos las verduras. Removemos y dejamos cocinar unos 5 minutos.

4. Mezclamos las patatas con el queso crema y vamos añadiendo el agua que habíamos reservado de la cocción de las patatas hasta conseguir una textura cremosa, como un puré espeso. Añadimos el sofrito de las verduras y removemos.

5. Ponemos la mezcla en una bandeja de cristal o recipiente para el horno, extendemos bien, esparcimos el queso rallado por encima y lo horneamos a 200 °C, hasta que quede bien gratinado.

Opción sin gluten:
Sustituimos el queso crema por yogur de soja natural o crema de queso vegana y, para gratinar, queso vegano.

Opción vegana:
Sustituimos el pescado por tofu natural o ahumado, seitán o cualquier tipo de legumbres.

 El pastel cocinado se conserva, bien tapado, en la nevera durante 4 días o 2 días sin hornear, si lo queremos recién gratinado.

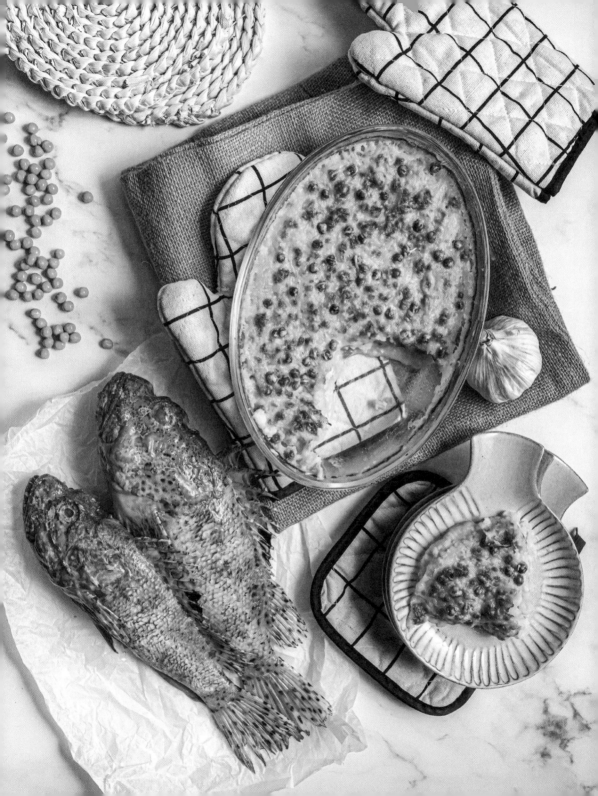

FUSILLI CON SALSA DE CALABAZA Y ZANAHORIA

 4

Ingredientes

250 g de calabaza asada

2 zanahorias

1 cebolla pequeña

120 ml de bebida de soja

30 g de levadura nutricional

3 cucharadas soperas de AOVE

1 cucharadita de café
de cúrcuma en polvo

¼ de cucharadita de café
de nuez moscada

400 g de fusilli integrales

Sal y pimienta

Elaboración

1. Pelamos la cebolla, la picamos y en una sartén con un poco de AOVE la pochamos a fuego medio-bajo. Pelamos las zanahorias, las picamos y las añadimos a la sartén junto con la cebolla y cocinamos hasta que se poche todo bien. Añadimos la cúrcuma, la nuez moscada, la sal y la pimienta, la bebida de soja y dejamos que se cocine durante unos 10 minutos a fuego lento.

2. Cortamos la calabaza asada en dados y la añadimos a la sartén junto con la levadura nutricional, removemos, la dejamos cocinar 10 minutos más y la apartamos. Cuando enfríe un poco, la ponemos en un vaso para batidora o en la procesadora y trituramos hasta que quede una crema sin grumos y muy fina.

3. Cocemos la pasta el tiempo que se indique en el envase, la colamos y la pasamos por la sartén junto con la crema. Lo cocinamos unos minutos removiendo para que la pasta se impregne bien con la salsa.

 Podemos congelar la salsa aparte, sin la pasta, para tenerla lista cuando queramos, o guardarla en la nevera durante 3-4 días.

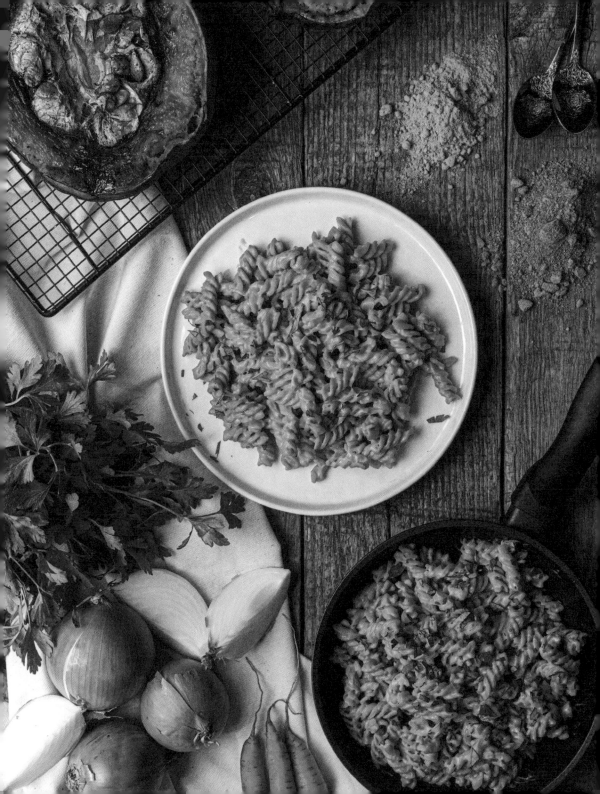

PIZZA CASERA DE QUINOA CON VERDURAS

SIN GLUTEN · SIN LACTOSA

Ingredientes

Para la base

300 g de quinoa

1 huevo

1 cucharada de postre de hierbas aromáticas al gusto (orégano, romero, tomillo, albahaca…)

½ cucharadita de café de pimentón de la Vera

Sal y pimienta

Para poner encima

ingredientes al gusto, por ejemplo:

salsa de tomate casera con verduras laminadas

queso vegano

mozzarella

pollo desmigado

aceitunas

berenjena

Elaboración

1. Hervimos la quinoa con abundante agua hasta que quede bien cocida, la colamos y reservamos.

2. Ponemos en el procesador la quinoa con el huevo, las hierbas aromáticas y el pimentón de la Vera, salpimentamos al gusto y trituramos hasta que el huevo se integre bien con la quinoa; no es preciso que quede una masa muy fina, solo que se unifiquen bien los ingredientes.

3. Precalentamos el horno a 200 °C.

4. Extendemos la masa con la ayuda de una espátula, cuchara o lengua de silicona sobre un papel de horno de modo que tenga un grosor de 1 centimetro más o menos. La horneamos durante 12-15 minutos, la sacamos del horno, le damos la vuelta y la horneamos 12-15 minutos más por el otro lado. La sacamos del horno, añadimos los ingredientes que hayamos elegido y la horneamos durante unos 10 minutos más.

Si nos sobra pizza, la podemos guardar en la nevera durante 2-3 días sin problema, pero lo mejor es cocinarla y comerla el mismo día.

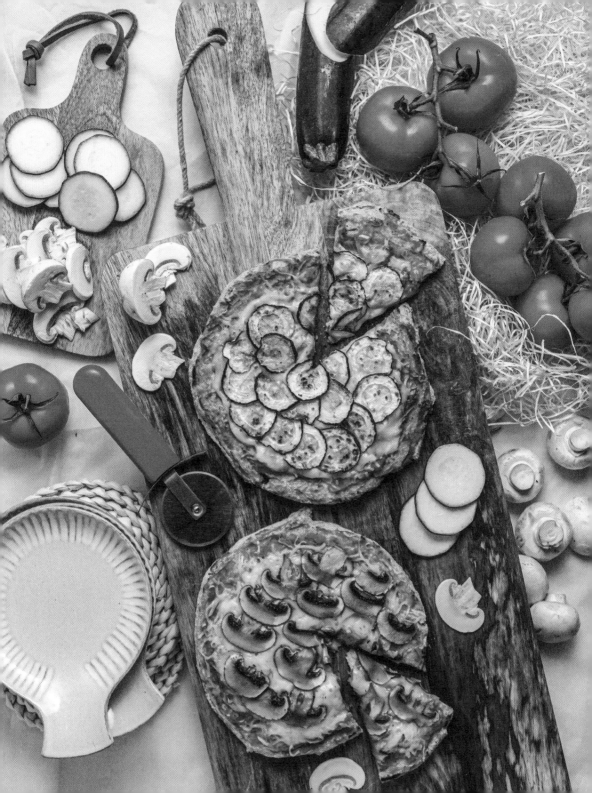

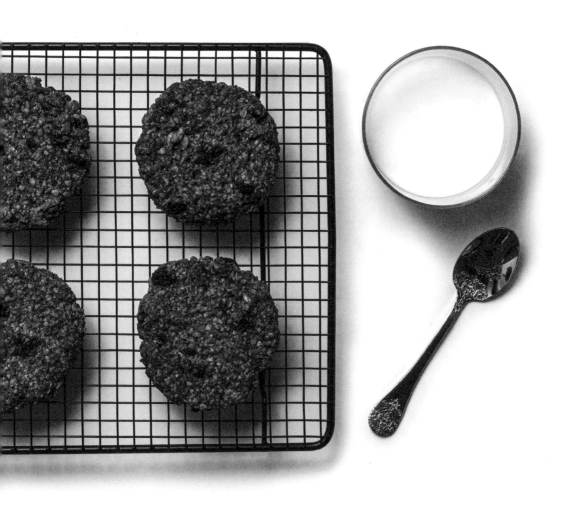

Para los
bocadillos

· · · · · · · · · ·

LAS MEJORES OPCIONES PARA LOS ALMUERZOS Y MERIENDAS

Primero tenemos que elegir un buen pan. Para eso hay varios factores que tener en cuenta:

- El pan siempre es mejor de harina integral y de masa madre con una fermentación lenta.
- Se recomienda prescindir del pan blanco, ya que se le ha despojado de sus nutrientes más importantes, como fibra, minerales, vitaminas…
- Es aconsejable comprarlo en un obrador cercano donde sepamos que es de calidad.
- Los menores de un año es mejor que coman siempre pan sin sal, sin azúcares ni aditivos.
- La composición óptima que tenemos que buscar es la siguiente: con un 70 % de harina integral, con una proporción reducida de sal (1,5 g por cada 100 g), con un alto contenido en fibra (de 3,6 a 6 g por cada 100 g) y no más de un 4 % de azúcar.

Una vez elegido el pan, hay que tener en cuenta que el consumo de carnes procesadas (algo muy habitual en los almuerzos y meriendas) como el jamón de York, la mortadela, el jamón serrano, embutidos, fiambres, etc. no es lo más recomendable, ya que pueden tener repercusiones negativas en nuestra salud a largo plazo.[1, 2] Lo mejor es reducir al máximo su consumo. Así, la opción más aconsejable es siempre la fruta, alimento estrella de almuerzos y meriendas. También existen rellenos de bocadillos mucho más interesantes a nivel nutricional y muy ricos.

Si queremos algo untable, como patés, sin recurrir a los quesos para untar o a las cremas chocolateadas, los untables salados de aceitunas o humus, los patés vegetales o las cremas de frutos secos son excelentes opciones. Si preferimos algo dulce, la combinación de cremas de frutos secos con cacao en polvo, canela, dátiles o frutas como el plátano son una alternativa genial para no tener que recurrir a nada azucarado.

Algunas de las mejores opciones que tenemos para preparar bocadillos saludables y mucho más interesantes que los embutidos, son los ingredientes naturales: frutas, verduras y proteínas de calidad. Los rellenos de caballa, atún, melva, sardinas, boquerones, anchoas, salmón marinado, tofu, huevos en tortilla, queso o tomate son excelentes alternativas. A fin de cuentas, a los niños hay que ofrecerles bocadillos que no solo gusten, sino que sean beneficiosos a nivel nutricional y, en consecuencia, buenos para su salud a largo plazo.

---

(1) «Red meat, processed meat, and cancer». https://www.cancercouncil.com.au/1in3cancers/lifestyle-choices-and-cancer/red-meat-processed-meat-and-cancer/

(2) World Health Organisation (2015, 26 de octubre). «Cancer: carcinogenicity of the consumption of read meat and processed meat». https://www.who.int/news-room/q-a-detail/cancer-carcinogenicity-of-the-consumption-of-red-meat-and-processed-meat

SOBRASADA VEGANA

4 · VEGANA
SIN GLUTEN · SIN LACTOSA

Ingredientes

150 g de tomates secos

60 g almendras

1 diente de ajo pequeño

3 cucharadas soperas de AOVE

1 cucharadita de café
de orégano seco

½ cucharadita de café
de comino en polvo

2 cucharaditas de postre
de pimentón de la Vera

Sal

4 o 5 cucharadas soperas del
agua de la cocción de los
tomates

Elaboración

1. Hidratamos los tomates; para ello los hervimos en un cazo con abundante agua durante unos 20 minutos. Escurrimos en un colador y reservamos un poco del caldo de la cocción. Dejamos que se enfríen los tomates.

2. Ponemos los tomates junto con los demás ingredientes en el vaso de la batidora o en el procesador y trituramos hasta conseguir una pasta similar a la de la sobrasada. La podemos servir en un bol con un poco de orégano por encima y unas tostadas.

La sobrasada vegana se conserva en la nevera, en un recipiente o tarro de cristal bien tapada, unos 6 días.

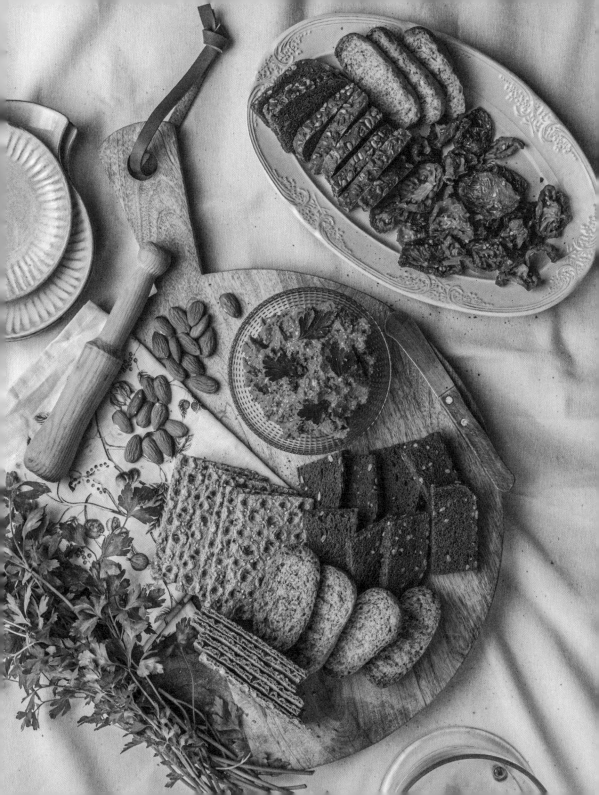

PATÉ DE TOFU A LAS FINAS HIERBAS

👤 4-5 🍃 VEGANA

🌱 SIN GLUTEN 🍾 SIN LACTOSA

Ingredientes

1 bloque de tofu de unos 250 g

1 cucharada sopera de vinagre de manzana o zumo de limón

1 cucharada sopera de AOVE

½ diente de ajo

2-3 ramitas de perejil fresco

Hierbas aromáticas al gusto: orégano, tomillo, eneldo, albahaca, etc.

Sal y pimienta

2 cucharadas soperas de levadura nutricional

Bebida de soja o de almendras

Elaboración

1 Desmigamos el tofu y lo añadimos al procesador o a un recipiente para batir y trituramos todos los ingredientes menos la bebida vegetal.

2 Vamos añadiendo poco a poco la bebida vegetal hasta conseguir una textura cremosa.

Podemos servirlo acompañado de tostadas del pan que más nos guste, crudités de verduras frescas o galletas saladas de semillas y frutos secos.

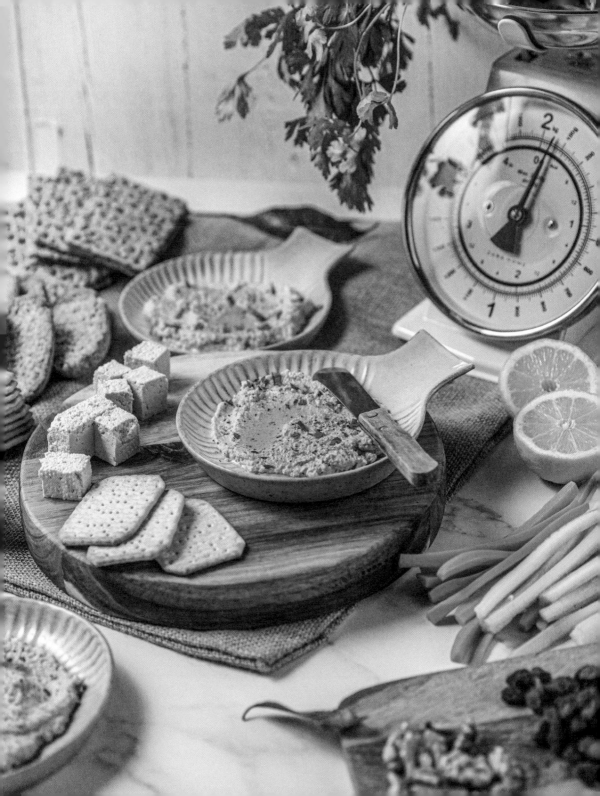

PATÉ DE ANCHOAS Y ACEITUNAS

4-5

SIN GLUTEN SIN LACTOSA

Ingredientes

250 g de aceitunas verdes deshuesadas

5 filetes de anchoas

2 cucharaditas de postre de zumo de limón

2 cucharadas de postre de alcaparras

2 cucharadas soperas de AOVE

1 cucharadita de café de tomillo fresco

1 cucharadita de café de orégano

Perejil

Sal y pimienta

Elaboración

1. Ponemos todos los ingredientes en un recipiente para batir o en el procesador y los trituramos bien hasta conseguir una consistencia cremosa.

2. Vertemos el paté en un bol y lo servimos con un poco de perejil picado por encima. Podemos servirlo con tostadas de pan integral, regañás, pan sin gluten o *crudités* de verduras frescas.

 El paté se conserva en la nevera bien tapado en un recipiente durante 5-6 días.

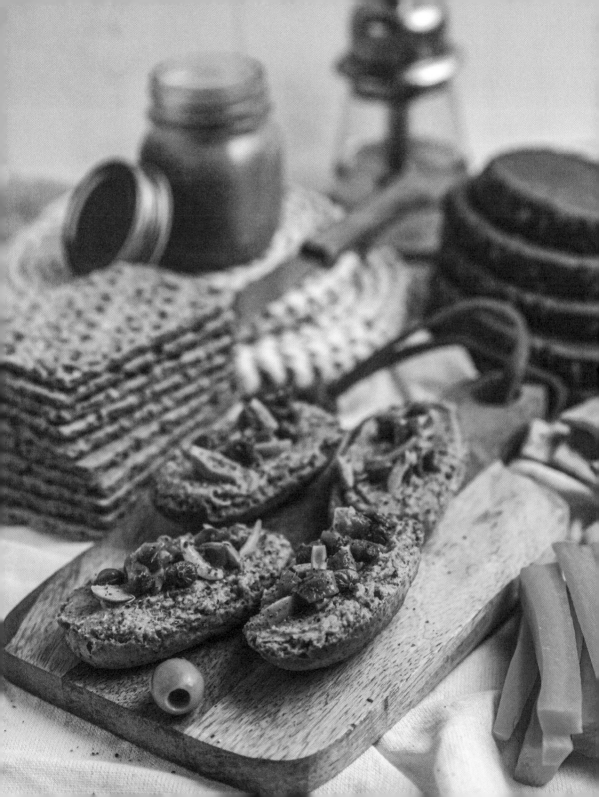

PATÉ DE ATÚN

4

SIN GLUTEN

Ingredientes

1 lata de atún natural

150 g de queso crema

2 cucharadas soperas
de perejil picado

1 cucharada sopera de AOVE

Sal y pimienta

Elaboración

1. Ponemos todos los ingredientes en el procesador y trituramos hasta obtener una textura cremosa.

2. Podemos servirlo acompañado de bastones de apio fresco, *crudités* de zanahoria o tostadas.

Opción sin lactosa:
Sustituimos el queso crema por puré de patatas ligero o queso crema vegano de anacardos.

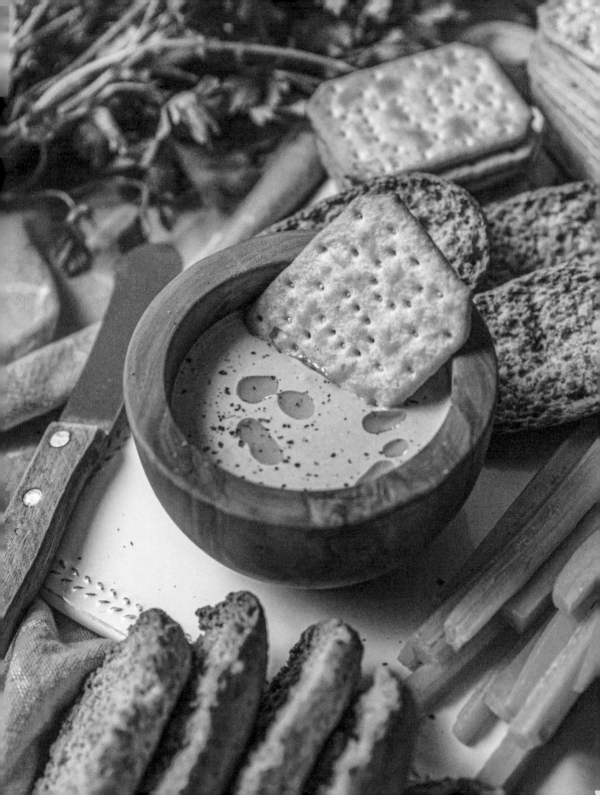

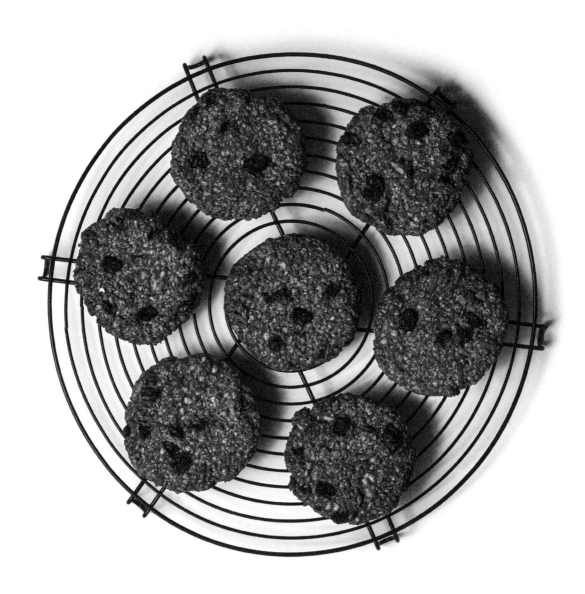

Algo dulce

· · · · · · · · ·

ROLLITOS DE ALMENDRAS

👤 4

🌱 SIN GLUTEN 🍼 SIN LACTOSA

Ingredientes

250 g de harina de almendras

50 g de pasta de dátil o pasas

1 huevo

Ralladura de limón

Elaboración

1. En un bol mezclamos todos los ingredientes hasta que quede una masa homogénea. Dejamos reposar unos 10 minutos.

2. Precalentamos el horno a 180 °C. Hacemos bolitas pequeñas con la masa y las estiramos con las manos hasta formar un rulo fino; les damos forma a los rollitos y los vamos colocando en una bandeja de horno con papel.

3. Horneamos los rollitos hasta que queden dorados. Dejamos enfriar y ya están listos para comer.

Podemos conservar los rollitos ya horneados y enfriados en un recipiente hermético en el congelador, o bien en la nevera durante 5-6 días.

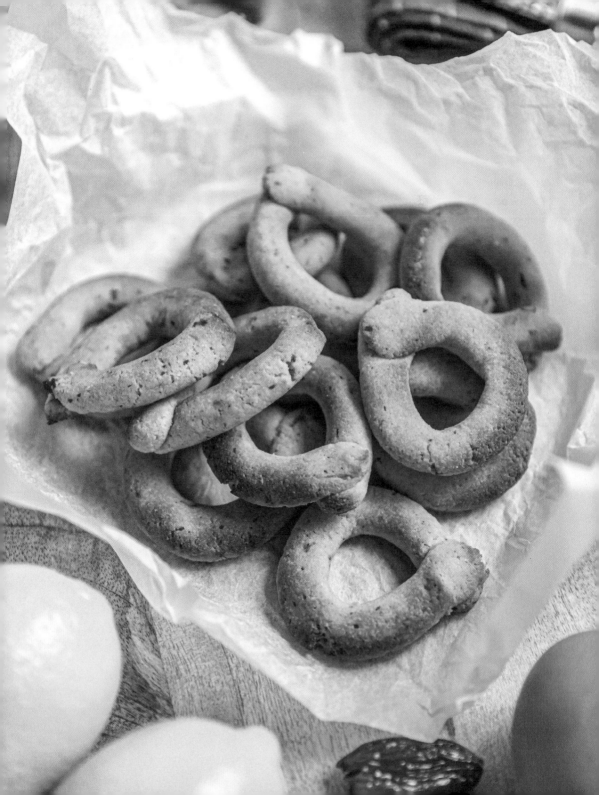

MI PRIMERA GALLETA SIN GLUTEN

≡\ 10-12

SIN GLUTEN

Ingredientes

125 g de almendra molida

1 manzana grande

2 cucharadas soperas de crema de 100 % cacahuete

2 cucharadas soperas de bebida vegetal, leche materna, leche de fórmula, de vaca o cabra

Una pizca de canela en polvo

Elaboración

1. Pelamos la manzana y la cortamos a trocitos. La ponemos en un bol o en un recipiente apto para cocinar en el microondas y la cocinamos a máxima potencia entre 4-6 minutos, hasta que veamos que está blanda y cocida.

2. Machacamos la manzana con la crema de cacahuete, la leche que hayamos elegido y, con la ayuda de un tenedor, formamos una crema.

3. Añadimos la canela y la almendra molida y mezclamos todo bien. Nos quedará una masa untuosa y que se nos pegará un poco en las manos, pero es normal para conseguir la textura que queremos.

4. Precalentamos el horno a 180 °C. Hacemos bolas, las aplastamos un poco y las disponemos en una bandeja de horno.

5. Horneamos entre 8-10-12 minutos, en función de la potencia del horno, hasta que estén doradas.

 Las galletas se conservan en un táper en la nevera 3-4 días.

 Esta receta es muy sencilla. La textura es cómoda de comer: las galletas no son crujientes para que puedan adaptarse a cualquier edad. Son mucho más saludables que las que se encuentran en los supermercados. Los niños pueden comer perfectamente cremas de frutos secos a partir de los 6 meses, pero hay que darles a probar los ingredientes por separado antes de ofrecerles una galleta.

 Una galleta nunca sustituirá una pieza de fruta ni puede ser siempre la primera opción.

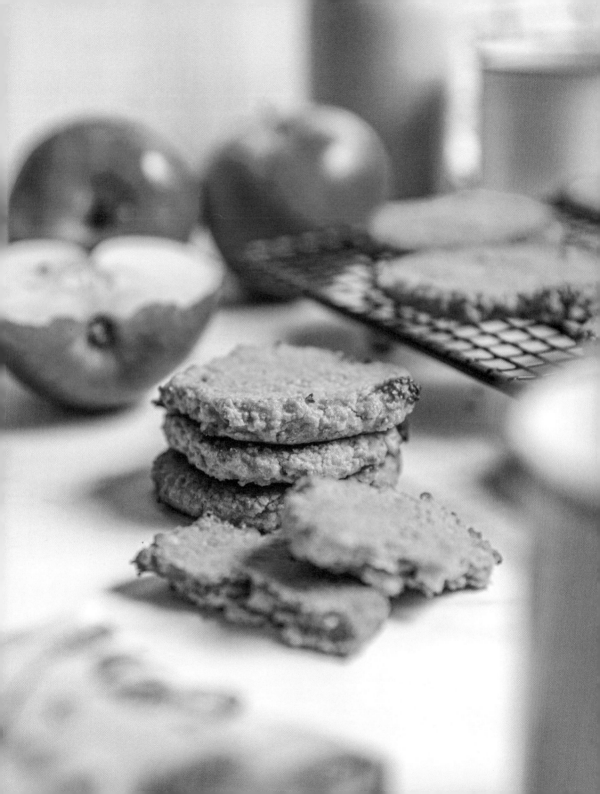

COOKIES ESTILO BROWNIE DE GARBANZOS

  10-12 VEGANA

SIN GLUTEN   SIN LACTOSA

Ingredientes

400 g de garbanzos cocidos y lavados

120 g de dátiles medjoul

60 g de cacao en polvo

100 g de crema de cacahuete, almendras o avellanas

8 g de levadura tipo Royal

100 g de chocolate puro

2 cucharaditas de postre de vainilla liquida

Elaboración

1. Hidratamos los dátiles en un poco de agua hasta que se hinchen. Cuando estén blandos, los trituramos con un poco del agua de remojo.

2. Ponemos en la trituradora los garbanzos con el cacao en polvo, la levadura, la crema de cacahuete, la vainilla y la pasta de dátiles.

3. Trituramos bien hasta que quede una masa blanda, pero sin que se nos pegue a las manos.

4. Cortamos el chocolate en cuadraditos y lo añadimos a la masa.

5. Formamos las galletas con las manos y las horneamos a 180 °C durante 10 minutos aproximadamente. Dejamos enfriar y, ¡listo!

 Estas galletas se conservan bien en un táper en la nevera 4-5 días. También se pueden congelar.

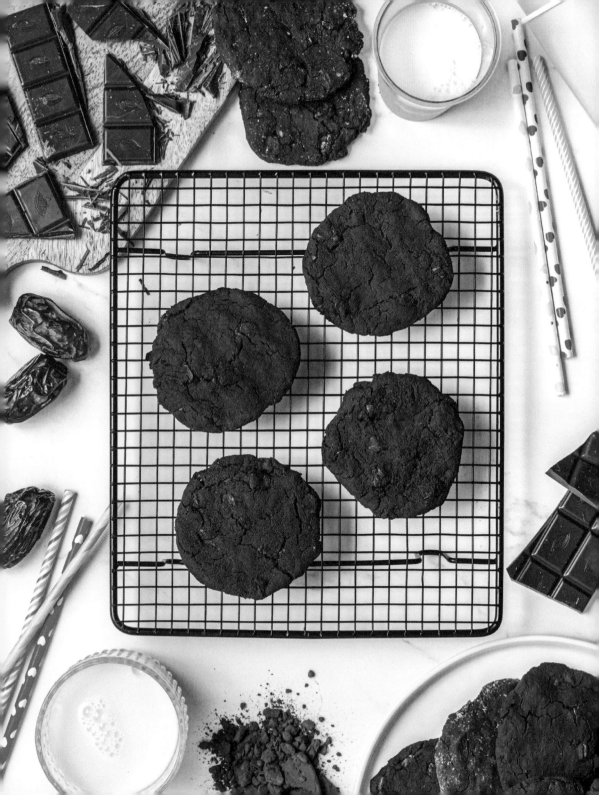

FLAN DE ALMENDRAS

≡\ 4 ♦VEGANA

SIN GLUTEN   SIN LACTOSA

Ingredientes

500 ml de leche
de almendras

3 cucharadas soperas de pasta
de dátil

2 g de agar-agar

Media cucharadita de café
de canela en polvo

Elaboración

1. Mezclamos en un cazo la leche de almendras, la canela y la pasta de dátil.

2. Añadimos el agar-agar y lo llevamos a ebullición. Cocinamos 3-4 minutos y retiramos del fuego.

3. Colocamos en una bandeja unos moldes o flaneras de silicona y los rellenamos con la mezcla.

4. Dejamos los flanes en la nevera durante 2 horas aproximadamente para que enfríen bien.

Podemos servir los flanes acompañándolos con un poco de pasta de dátil por encima, almendras picadas y troceadas, frutos del bosque, etc.

Podemos conservar los flanes en la nevera durante 4-5 días en su recipiente bien tapado.

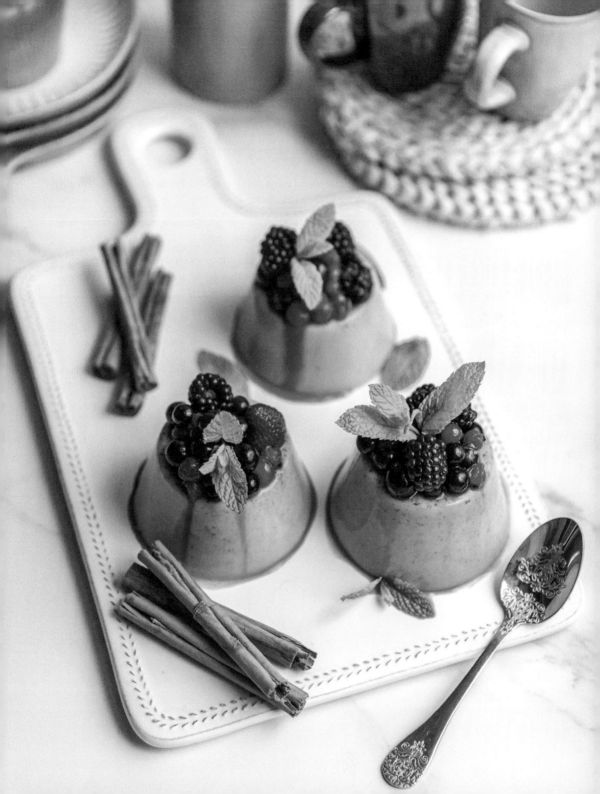

COCA DE LLANDA
ESPECIADA CON PASAS

≡\6

SIN LACTOSA

Ingredientes

250 g de harina integral
de espelta

3 huevos

100 ml de leche de soja

140 g de pasas remojadas
con agua

30 ml de AOVE

2 sobres de gaseosa para
repostería

El zumo y la ralladura
de 1 limón

1 cucharadita de café de canela

1 cucharadita de café de nuez
moscada

1 cucharadita de café
de jengibre en polvo

1 cucharadita de café
de cardamomo

Elaboración

1. Batimos en un bol los huevos hasta que queden bien espumados.

2. Añadimos el AOVE, el zumo de limón, la ralladura del limón, las especias, la leche y seguimos batiendo con energía.

3. Incorporamos la harina y mezclamos muy bien con ayuda de un batidor para que no queden grumos. Una vez tenemos una masa homogénea, añadimos la gaseosa, las pasas y volvemos a mezclar.

4. Dejamos la mezcla tapada con papel film en la nevera al menos 45 minutos. Unos 5 minutos antes de sacar la masa de la nevera, precalentamos el horno a 200 °C.

5. Forramos el molde con papel de horno, vertemos la mezcla y lo introducimos en el horno, bajamos la temperatura a 180 °C y horneamos unos 20 minutos. Comprobamos que el bizcocho está hecho si al picharlo con un palillo este sale limpio. Dejamos enfriar.

Podemos conservar el bizcocho durante 5-6 días en la nevera o congelarlo en raciones ya cocido.

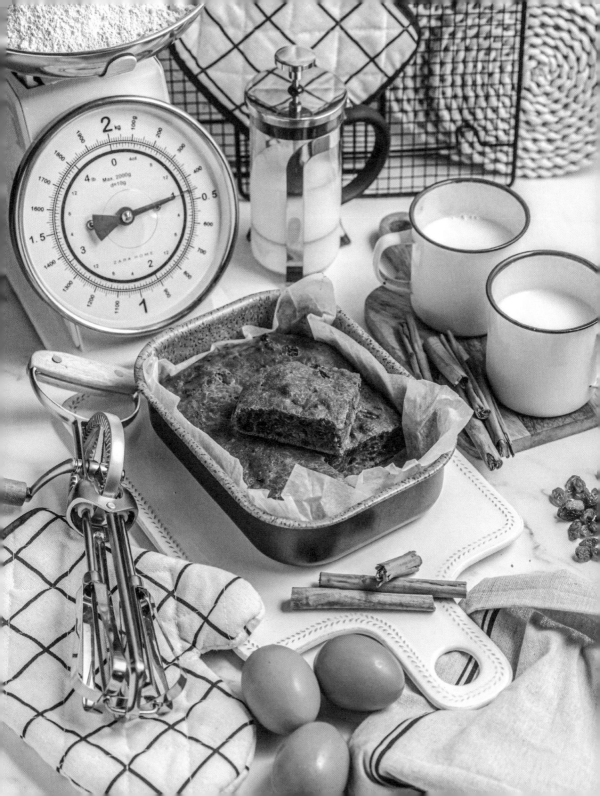

DÓNUTS DE CHOCOLATE Y PISTACHOS 6

Ingredientes

Para los dónuts

140 g de harina integral de espelta

25 g de cacao en polvo sin azúcar

1 cucharadita de café de levadura en polvo

1 cucharadita de café de bicarbonato

Una pizca de sal

1 huevo

100 g de pasta de dátil

80 ml de leche entera o vegetal

60 g de yogur natural o de soja

30 ml de AOVE o aceite de coco

Para el glaseado de chocolate y pistachos

85 g de chocolate sin azúcar

25 g de aceite de coco

100 g de pistachos picados para decorar

Elaboración

1. Precalentamos el horno 180 °C, engrasamos los moldes para dónuts con AOVE o aceite de coco y reservamos.

2. Mezclamos en un bol la harina, el cacao en polvo, la levadura, el bicarbonato y la sal.

3. En otro recipiente batimos el huevo con la pasta de dátil, agregamos la leche, el yogur, el aceite de coco diluido y mezclamos hasta que esté todo bien unificado. Agregamos la mezcla anterior de la harina con los demás ingredientes y mezclamos hasta obtener una masa fina y sin grumos.

4. A continuación, vertemos la masa en los moldes con la ayuda de una manga pastelera o una cuchara sopera. Solo llenaremos una tercera parte del molde.

5. Horneamos los dónuts durante 9-10 minutos y comprobamos con un palillo antes de sacarlos del horno si la masa está cocida. Dejamos enfriar por completo antes glasearlos.

6. Para elaborar el glaseado, fundimos el chocolate con el aceite de coco al baño maría con cuidado de que no se nos queme, removiendo para que se unan bien los dos ingredientes.

7. Desmoldamos los donuts y los vamos bañando por la parte inferior con el glaseado de chocolate, después decoramos con los pistachos y los dejamos enfriar en una rejilla o bandeja.

 Podemos conservar los donuts ya cocinados y terminados en la nevera durante 5-6 días en un recipiente bien tapados o congelarlos de la misma forma.

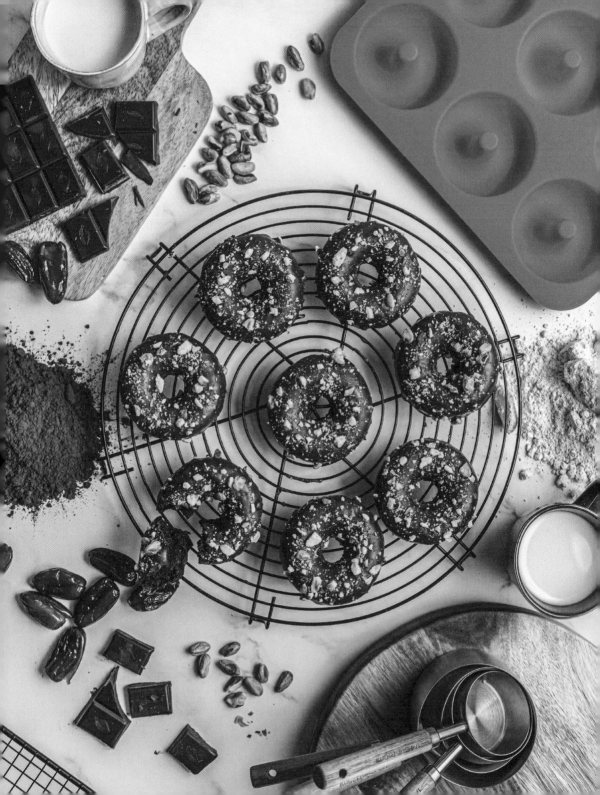

BIZCOCHO DE CALABACÍN 6

Ingredientes

12 g de pasta de dátil

2 huevos

200 g de calabacín rallado

30 ml de leche entera o vegetal

100 ml de AOVE

240 g de harina integral
de espelta o de trigo

½ cucharadita de café
de bicarbonato

1 g de levadura en polvo

Una pizca de sal

½ cucharadita de café
de canela en polvo

¼ de cucharadita de café
de nuez moscada

Elaboración

1. Precalentamos el horno a 180 °C.

2. Rallamos el calabacín hasta obtener 200 g. Quitamos el exceso de agua presionando con las manos.

3. En un bol batimos los huevos con el aceite, la pasta de dátil y la leche hasta que quede todo bien mezclado.

4. Mezclamos la harina con la sal, la levadura, la canela, la nuez mosca y el bicarbonato sin que queden grumos y lo añadimos a la mezcla de los huevos con los demás ingredientes, moviendo suavemente con la ayuda de una espátula o lengua de silicona hasta que quede una masa cremosa sin grumos. Añadimos el calabacín rallado y lo mezclamos hasta que se incorpore bien a la masa.

5. Forramos el molde que vayamos a utilizar con papel de horno, vertemos la mezcla y lo horneamos durante 40-60 minutos según el grosor del molde. Para comprobar que el bizcocho está bien cocido, lo pincharemos con un palillo y, si este sale limpio, ya estará listo. Lo sacamos del horno y lo dejamos enfriar.

 Podemos conservar el bizcocho en la nevera ya cocinado durante 5-6 días, siempre bien tapado para que no entre aire. Lo podemos congelar también cocinado en raciones para que sea más cómodo a la hora de consumirlo.

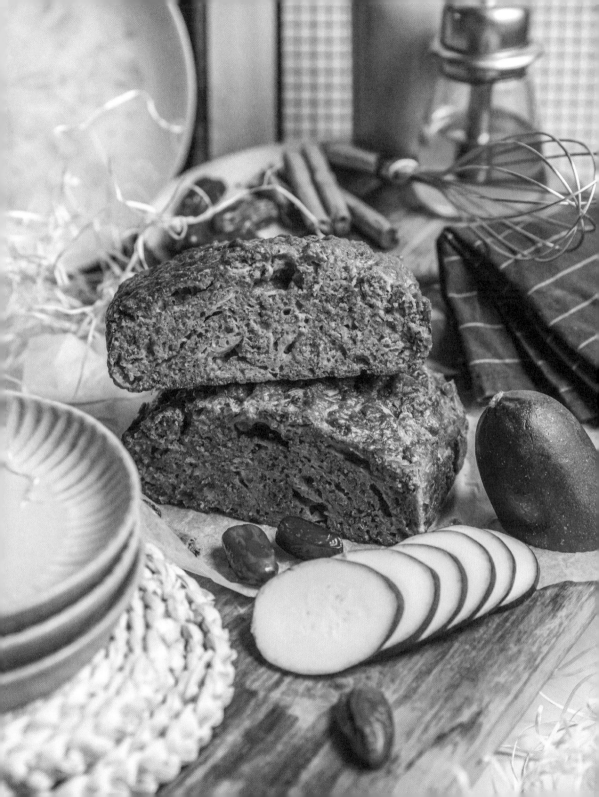

BIZCOCHO DE AVENA Y CHOCOLATE

Ingredientes

200 g de harina de avena

100 g de caco en polvo sin azúcar

2 plátanos maduros

4 huevos

100 g de leche entera o de avena

6 g de levadura en polvo

Elaboración

1. Precalentamos el horno a 180 °C.

2. Pelamos los plátanos y los machacamos con la ayuda un tenedor o los trituramos con la batidora.

3. En un bol batimos los huevos con la leche, los agregamos al plátano y mezclamos.

4. A continuación, añadimos la harina con el cacao en polvo, la levadura y removemos hasta que quede una masa fina y sin grumos.

5. Forramos el molde que vayamos a utilizar con papel de horno y agregamos la mezcla. Horneamos el bizcocho durante aproximadamente 40 minutos a 180 °C. Antes de sacarlo del horno comprobamos que el bizcocho está perfectamente cocido si al pinchar con un palillo este sale limpio. Dejamos enfriar.

Opción sin lactosa:
Sustituimos la leche entera por la bebida vegetal que más nos guste.

El bizcocho se conserva en el frigorífico hasta 5-6 días. También lo podemos congelar ya horneado.

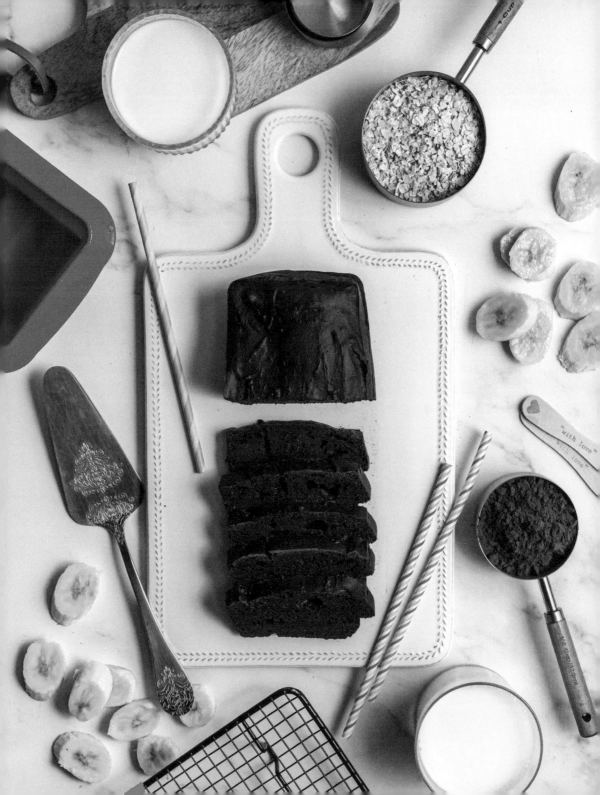

BRAZO DE GITANO DE CHOCOLATE Y COCO

Ingredientes

Para el bizcocho

6 huevos

2 cucharaditas de postre de pasta de dátil

150 g de harina integral

Ralladura de piel de limón

Para el relleno

250 g de leche entera o vegetal

1 cucharada sopera de pasta de dátil

220 g de chocolate negro sin azúcar

130 g de crema de almendras, de cacahuete o de avellanas tostadas

Coco rallado para decorar

Elaboración

1. Precalentamos el horno a 175 °C.

2. Para el bizcocho separamos las yemas de las claras y las reservamos. Montamos las claras a punto de nieve con las varillas. Aparte, montamos las yemas junto con las dos cucharadas de pasta de dátil; tienen que quedar bien espumadas, no llegan a montar igual que las claras pero hay que tener paciencia. Tamizamos la harina y la añadimos a las yemas poco a poco con cuidado, mezclamos con la ayuda de una lengua con movimientos suaves y envolventes, integramos las claras montadas, la ralladura del limón y seguimos mezclando poco a poco hasta que integren bien.

3. Forramos con papel de horno una bandeja rectangular de unos 33 × 37 cm (si no tenemos bandeja de horno grande podemos separar la masa en dos bandejas más pequeñas para que quede fino), añadimos la mezcla del bizcocho y la extendemos con cuidado. La horneamos durante 10 minutos a 175 °C, vigilando que no se nos queme. Cuando esté lista la sacamos del horno y la dejamos templar unos minutos. Una vez templada, enrollamos el bizcocho quitando el papel con cuidado y lo reservamos enrollado, así evitaremos que, cuando lo enrollemos ya rellenado, se nos rompa.

4. Para el relleno, troceamos el chocolate y lo añadimos a un bol junto con la crema de frutos secos y la pasta de dátil. Calentamos la leche o la bebida vegetal y la añadimos al bol de chocolate. Cuando se empiece a fundir, mezclamos con una lengua de silicona hasta que queden los ingredientes bien integrados. Lo tapamos y lo dejamos en la nevera 45 minutos para que espese.

5. Desenrollamos con cuidado el bizcocho, repartimos por toda la base una capa fina del relleno, lo volvemos a enrollar y lo cubrimos con el relleno sobrante. Decoramos con coco rallado y dejamos enfriar en la nevera 1 hora.

 Podemos congelar el brazo cortado en raciones o conservarlo en la nevera durante 4-5 días.

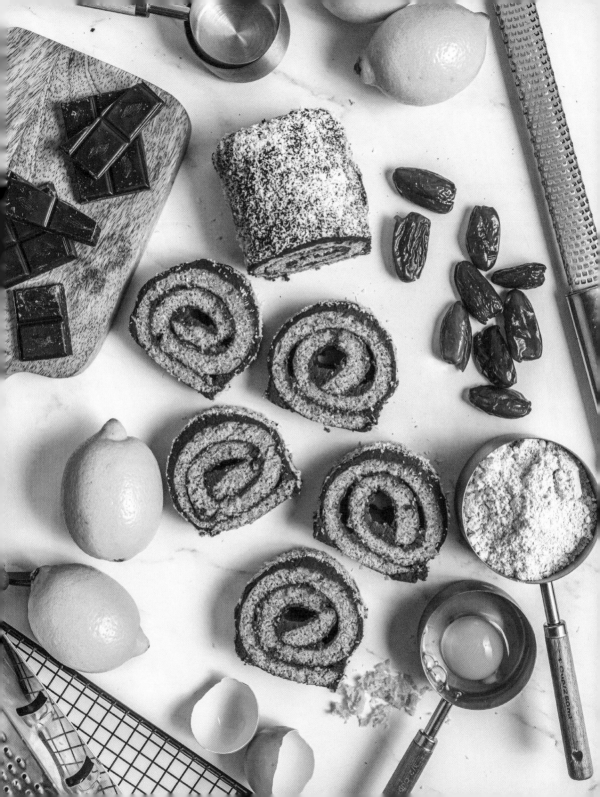

NATILLAS VEGANAS

👤 4 🍃 VEGANA

🌱 SIN GLUTEN 🍶 SIN LACTOSA

Ingredientes

500 ml de bebida de soja

5 cucharaditas de postre de pasta de dátil

La piel de medio limón

5 cucharaditas de postre de Maizena®

1 cucharadita de café de canela en polvo

½ cucharadita de café de cúrcuma en polvo

Elaboración

1. Calentamos en un cazo a fuego medio-alto la bebida de soja con la pasta de dátil, la piel del limón y la cúrcuma en polvo. Apartamos un poco de bebida de soja (medio vaso aproximadamente).

2. Diluimos la Maizena® con la bebida de soja que hemos apartado hasta que desaparezcan los grumos y, cuando la mezcla que tenemos calentando empiece a hervir, añadimos la maicena sin parar de remover con unas varillas para que no queden grumos, bajamos el fuego y seguimos removiendo. Cuando empiece a espesar, la apartamos del fuego y la servimos en vasitos, cuencos o en otros recipientes adecuados.

3. Espolvoreamos por encima con la canela en polvo, dejamos templar y después dejamos enfriar las natillas en la nevera unos 30 minutos como mínimo.

 Se conservan en la nevera bien tapadas durante 4-5 días.

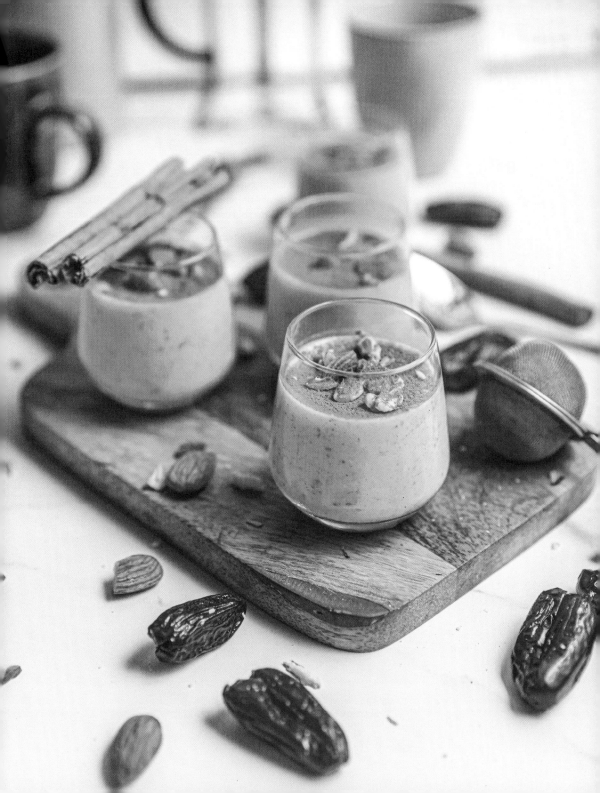

MAGDALENAS DE CHOCOLATE Y ALMENDRAS

   6 SIN GLUTEN VEGANA

Ingredientes

100 g de harina de almendras

150 g de pasta de dátil

150 g de harina de trigo integral

1 cucharada sopera de cacao en polvo

1 cucharadita de café de levadura en polvo

1 cucharadita de café de bicarbonato

2 cucharadas soperas de vinagre de manzana

250 ml de bebida de soja

40 g de chocolate 75 %, sin azúcar

Almendras crudas laminadas o picadas para decorar

50 ml de AOVE

Una pizca de sal

Elaboración

1 Precalentamos el horno a 180 °C.

2 En un bol, mezclamos la harina con el cacao en polvo, la pizca de sal, la harina de almendras, la levadura en polvo y el bicarbonato.

3 En otro recipiente mezclamos la bebida de soja con la pasta de dátil, el AOVE, el vinagre de manzana y mezclamos bien. Añadimos esta mezcla al bol donde tenemos la harina y todos los demás ingredientes y, con la ayuda de una lengua de silicona, mezclamos hasta que quede una masa fina y sin grumos, picamos el chocolate con un cuchillo, lo añadimos a la masa y lo mezclamos bien.

4 Engrasamos los moldes de las magdalenas con AOVE o aceite de coco. Vertemos la masa en los moldes y los llenamos hasta la mitad. Decoramos la superficie con las almendras laminadas o picadas y horneamos durante unos 25 minutos. Comprobamos con un palillo que las magdalenas estén bien cocidas antes de sacarlas del horno.

Podemos congelar las magdalenas cocidas o guardarlas en la nevera durante 5-6 días.

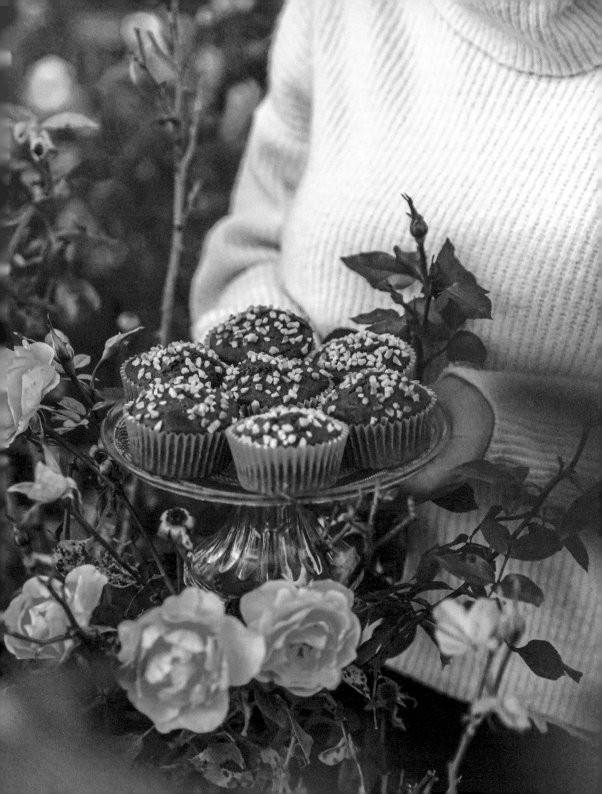

TORRIJAS SALUDABLES

 4

Ingredientes

50 g de pasta de dátil

1 l de leche entera o de soja

1 rama de canela

La cáscara de 1 limón

200 g de pan 100 % integral de calidad (si es duro o del día anterior, mucho mejor)

1 huevo

2 cucharas soperas de AOVE

Canela en polvo

Elaboración

1. Calentamos en un cazo la leche, la rama de canela, la cáscara de limón y la pasta de dátil hasta llevar la mezcla a ebullición. Cuando empiece a hervir lo apartamos del fuego y dejamos que infusione.

2. En una bandeja amplia ponemos el pan cortado en rebanadas bien extendido y echamos la leche ya templada por encima para que el pan se empape bien.

3. A continuación, batimos el huevo con un poco de la leche en la que hemos remojado el pan.

4. Calentamos una sartén antiadherente a fuego medio.

5. Sacamos el pan de la bandeja, le quitamos el exceso de líquido y lo pasamos por el huevo batido por las dos caras. Añadimos las dos cucharadas de AOVE en la sartén y vamos cocinando las rebanadas dándoles la vuelta hasta que queden bien doradas por ambos lados.

6. Servimos las torrijas con canela espolvoreada y fruta cortada.

Opción sin gluten:
Sustituimos el pan por pan sin gluten.

Opción sin lactosa:
Sustituimos la leche por bebida vegetal.

 Las torrijas ya cocinadas y en un recipiente hermético se conservan en la nevera durante 2 días.

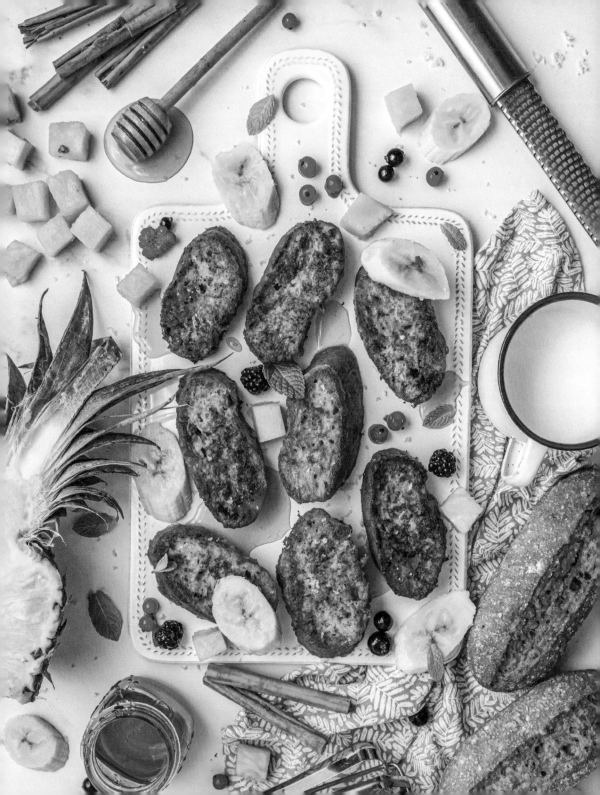

CARROT COOKIES

🍪 10-12 🌿 VEGANA
🌱 SIN GLUTEN 🥛 SIN LACTOSA

Ingredientes

250 g de almendra molida
o coco rallado

2 plátanos maduros para chafar

2 cucharadas soperas de
crema de 100 % cacahuete
o de almendras, anacardos,
avellanas... (la de cacahuete
es la más barata)

4 cucharadas soperas
de bebida vegetal, leche
materna, leche de fórmula,
de vaca o cabra

1 cucharadita de postre
de nuez moscada

1 zanahoria grande rallada

Elaboración

1 Pelamos los plátanos y los cortamos a trocitos. En un bol los chafamos todo lo que podamos con un tenedor.

2 Añadimos la crema de cacahuete, la leche o bebida elegida y con un tenedor formamos una crema espesa y densa.

3 Añadimos la nuez moscada, la zanahoria rallada (podemos rallarla al momento, así no se volverá negra) y la almendra molida o el coco, según nuestra elección, y mezclamos todo bien.

4 Nos quedará una masa untuosa, se nos pegará un poco a las manos, pero no pasa nada, es normal para conseguir la textura que queremos: por fuera crujiente y por dentro blanda para que sea fácil de comer para los más pequeños.

5 Precalentamos el horno a 180 °C. Con la masa hacemos bolas, las aplastamos un poco y las disponemos en una bandeja de horno.

6 Horneamos unos 8-10-12 minutos en función de la potencia del horno o hasta que veamos que están doradas.

7 Las dejamos enfriar y ¡listo!

 Pueden aguantar unos 5-6 días sin problemas en un táper bien cerrado en la nevera.

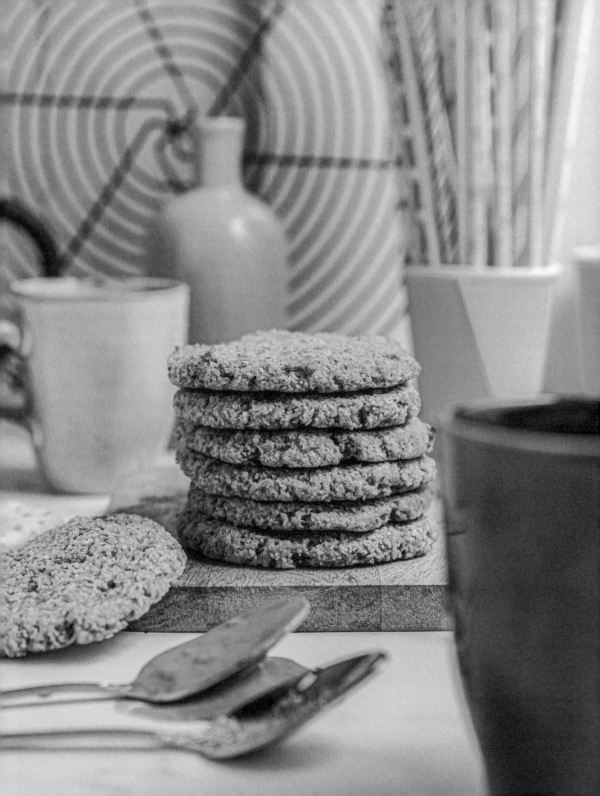

TOSTADAS FRANCESAS

≡\ 2-4

Ingredientes

1 huevo o 1-2 plátanos maduros (2 pequeños o uno grande)

¾ de taza de bebida vegetal sin azúcar (avena, almendra, etc.)

1 cucharadita de café de vainilla

½ cucharadita de café de canela en polvo

1 rebanada gruesa de pan por persona

2 cucharadas soperas de mantequilla

Frutas cortadas para acompañar

Elaboración

1. En un recipiente colocamos el huevo o los plátanos, la bebida vegetal, la vainilla y la canela y lo mezclamos bien con un tenedor.

2. En un sartén, derretimos una cucharada de mantequilla a fuego medio. Una vez derretida, rebozamos una rebanada de pan con la mezcla anterior y la ponemos en el sartén con la mantequilla. Cocinamos por un lado hasta que esté ligeramente dorada (unos 2 minutos) y le damos la vuelta con cuidado.

3. Retiramos del fuego y repetimos el procedimiento hasta acabar el resto de las rebanadas de pan.

4. Podemos espolvorear canela por encima de las tostadas y servirlas acompañadas de fruta troceada o mermelada de fruta casera.

Lo mejor es comerlas al momento, pero podemos guardarlas en la nevera un par de días.

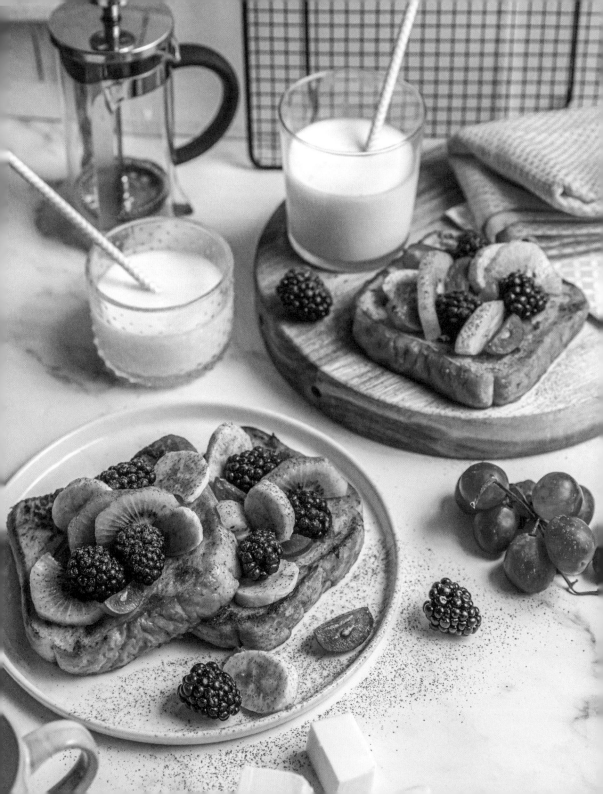

TRUFAS DE CHOCOLATE Y CREMA DE CACAHUETE

 15-20 VEGANA

SIN GLUTEN SIN LACTOSA

Ingredientes

5 dátiles medjoul sin hueso

100 g de crema de cacahuete

2 cucharadas soperas de cacao en polvo

1 cucharada de postre de aceite de coco

100 g de chocolate 75 % sin azúcar

4 cucharadas soperas de harina de almendra

AOVE

Para decorar: almendra picada, coco rallado, cacao en polvo, etc.

Elaboración

1 Empezamos fundiendo el chocolate con la cucharada de aceite de coco al baño maría o en el microondas, con cuidado de que no se nos queme.

2 A continuación, añadimos en el procesador el caco en polvo, la crema de cacahuete, los dátiles, el chocolate fundido y la harina de almendra y trituramos bien hasta que se integren todos los ingredientes. Pasamos la mezcla a un bol y dejamos que se enfríe un poco en la nevera, como 10 minutos.

3 Pasado este tiempo, formamos bolas con las manos; si se nos pega mucho la masa, podemos untarnos las manos con un poco de AOVE.

4 Decoramos rebozando las trufas con el cacao en polvo, coco rallado, la almendra y, ¡a disfrutar!

 Podemos conservar las trufas en la nevera durante 5-6 días o congelarlas en un recipiente hermético sin que queden muy pegadas.

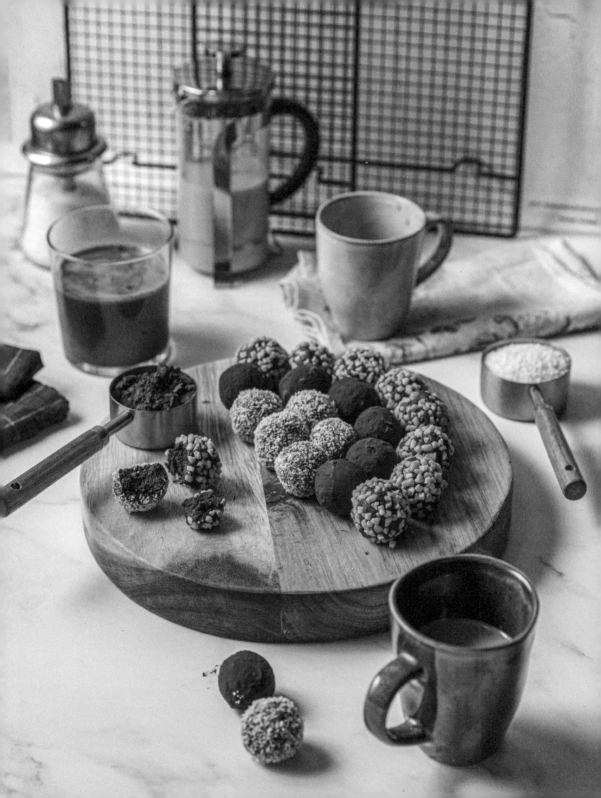